IMKE KLEINERT

BASISCH FIT FÜR EINSTEIGER

GESUND UND FIT DANK BASENREICHER ERNÄHRUNG

MIT EINEM VORWORT VON
RÜDIGER DAHLKE

GREAT LIFE. BOOKS

Umschlaggestaltung: GreatLife.Books, Weinheim
Lektorat: Jörg Querner, Anti-Fehlerteufel

Bildquellen: ©GreatLife.Books, CoCo Achinger, monticello/, volke/, Somsak Sudthangtum/, saphira/, Yang Jun/123rf.com
Titelbild: ©GreatLife.Books, Natalia Klenova/fotolia

Verlag: GreatLife.Books (alea active GmbH)
www.greatlifebooks.de | Hauptstr. 97 | 69469 Weinheim

Herstellung: BoD – Books on Demand, Norderstedt, Germany

ISBN: 978-3-945952-36-8 (Paperback)
ISBN: 978-3-945952-37-5 (Hardcover)
ISBN: 978-3-945952-38-2 (eBook)

Bibliografische Information der Deutschen Nationalbibliothek:

Die Deutsche Nationalbibliothek verzeichnet diese Publikation in der Deutschen Nationalbibliografie; detaillierte bibliografische Daten sind im Internet über http://dnb.d-nb.de abrufbar.

Merci

Dieses Buch ist mir eine Herzensangelegenheit und wäre ohne die Unterstützung meiner lieben Freunde und auch vieler anderer Beteiligter auf meiner langen Reise bis hierher nicht möglich gewesen. Ich möchte mich bei allen, die mich in den letzten Jahren auf meinem Weg begleitet haben, von Herzen bedanken. Danke, thank you, merci, dhanyavaad!

Was Dich erwartet

Vorweg

Dieses Buch soll Dir als Anregung und Einstieg zu einer langfristigen gesunden Lebensweise dienen. Ich möchte Dir eine verständliche und kurze Übersicht zu den wichtigsten Fragen der basenreichen Ernährung geben.

- Wie hängen basenreiche Ernährung und Gewichtsstillstand zusammen?
- Was hat Anti-Aging mit dem Säure-Basen-Haushalt zu tun?
- Wieso haben Sportler trotz Bewegung und gesunder Ernährung Cellulite oder verstärkt Haarausfall? Wie kann eine basenreiche Ernährung hier helfen?
- Wo kaufst Du was ein?
- Wieso gibt es unterschiedliche Basentabellen?
- Was sind Superfoods?

Es handelt sich bei diesem Ratgeber weder um eine wissenschaftliche Arbeit noch um die Anleitung für eine kurzfristige, radikale Diät oder die rein basische Ernährungsform (auch Basenfasten genannt). Ich möchte meine Erfahrungen mit der basenreichen Ernährung mit Dir teilen und Dich damit vielleicht zu einer gesünderen Lebensweise motivieren. Wenn Du verstehst, worum es bei der basenreichen Ernährung geht und welche positiven Auswirkungen diese auf Deinen Körper haben kann, hast Du vielleicht Lust, eine neue Richtung einzuschlagen.

Dieses Buch basiert auf dem Prinzip der basenüberschüssigen Ernährung im Verhältnis 80:20 und möchte Dir einfache und umsetzbare Tipps für Deinen Alltag geben. Bei den empfohlenen Mahlzeiten handelt es sich um einfache basenreiche Speisen, womit der gesundheitliche Nutzen überwiegt und die Ernährungsform langfristig und alltagstauglich ist. Was „gute" und „schlechte" Säurebildner sind, und was unter „basenüberschüssig" zu verstehen ist, wird kurz und knapp erklärt, gefolgt von Einkaufstipps, Alternativen für herkömmliche Lebensmittel und Beispielen, wie eine basenreiche Woche aussehen kann. „Basisch fit" umfasst die Bereiche Ernährung, Bewegung und Entspannung, womit in diesem Buch auch Empfehlungen für basische Körperpflege, Fitness und einen ausgeglichenen Alltag gegeben werden. Vielleicht hilft Dir dieses Buch, Dich wieder für eine natürliche Lebensweise zu sensibilisieren, und kann Dir zeigen, dass Cellulite, Haarausfall und Übergewicht keine Sackgasse sein müssen.

Viel Freude beim Lesen!

Rechtlicher Hinweis

Dieses Buch ist kein Ersatz für eine medizinische Beratung und dient nicht als Diagnose und/oder Therapie. Der Leser/die Leserin sollte regelmäßig einen Arzt/eine Ärztin hinsichtlich Fragen zur persönlichen Gesundheit konsultieren.

Der Autor übernimmt keine Haftung für Schäden irgendeiner Art, die direkt oder indirekt aus der Verwendung der Informationen und Angaben bei der Durchführung entstehen könnten. Ausdrücklich sei zudem darauf hingewiesen, dass sämtliche beschriebenen Methoden, Hilfsmittel und Nahrungsergänzungen keine Heilmittel im Sinne der heutigen Schulmedizin sind.

Die Benutzung dieses Buches und die Umsetzung der darin enthaltenen Informationen erfolgt ausdrücklich auf eigenes Risiko.

Alle Inhalte wurden unter größter Sorgfalt erarbeitet. Dennoch können Druckfehler und Falschinformationen nicht vollständig ausgeschlossen werden. Der Autor übernimmt keine Haftung für die Aktualität, Richtigkeit und Vollständigkeit der Inhalte des Buches, ebenso nicht für Druckfehler. Es kann keine juristische Verantwortung sowie Haftung in irgendeiner Form für fehlerhafte Angaben und daraus entstandenen Folgen vom Autor übernommen werden.

Für die Inhalte von den in diesem Buch abgedruckten Internetseiten sind ausschließlich die Betreiber der jeweiligen Internetseiten verantwortlich.

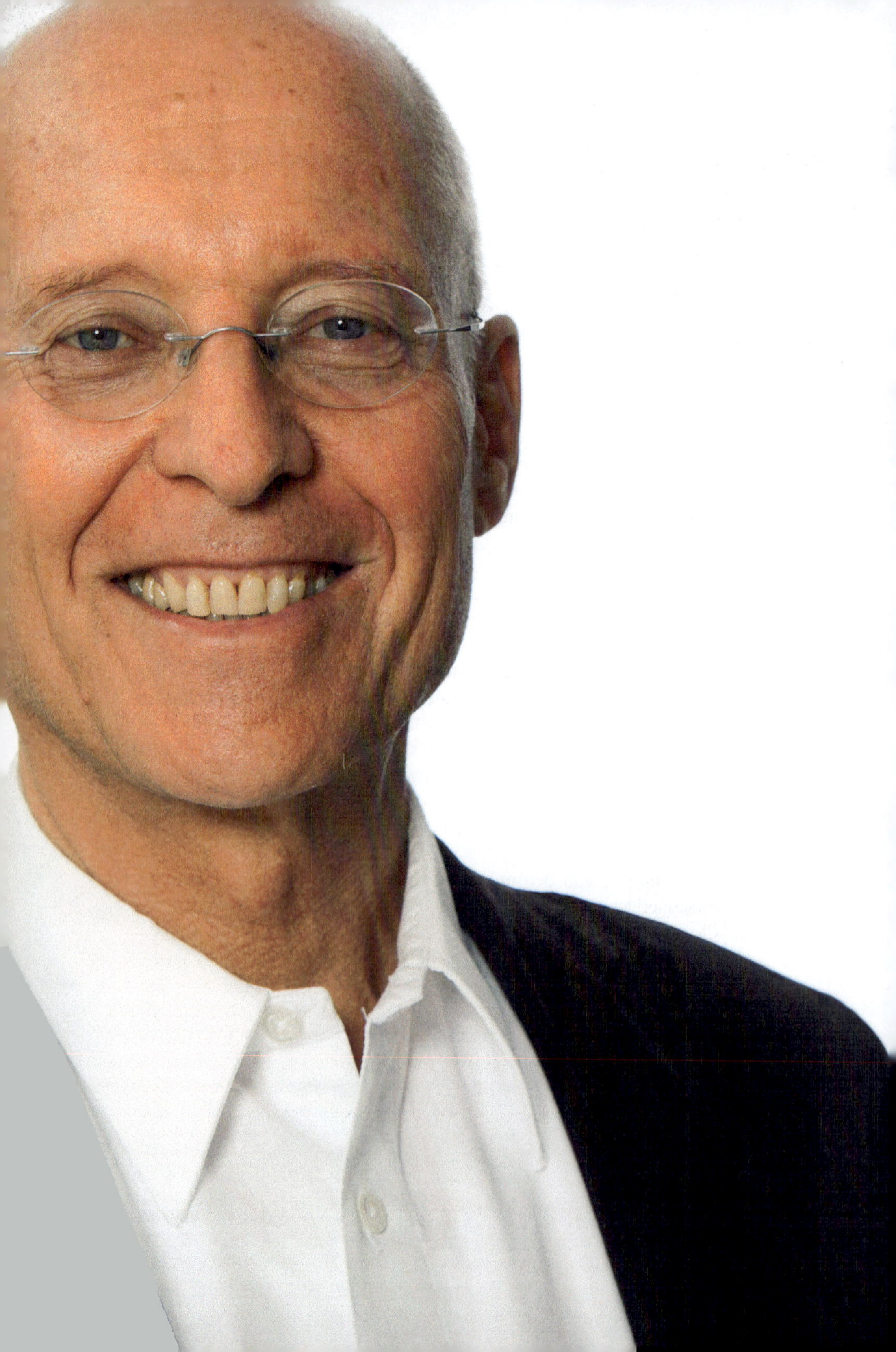

Vorwort

VON DR. RÜDIGER DAHLKE

Im Laufe unserer Entwicklungsgeschichte haben wir uns von der rohen notgedrungen vollwertigen Pflanzennahrung unserer Sammler-Vorfahren zu einer weitgehend denaturierten Industrienahrung hin entwickelt. Das war auch und ohne es recht zu bemerken ein Wandel von basischer zu saurer Kost. Und der hat uns – wie man heute überall sehen kann – nicht gut getan.

Wir sind generell viel zu weit in den archetypisch männlichen sauren Pol geraten und müssen nun zurückrudern in den archetypisch weiblichen, um wieder in Balance zu kommen und unsere Gesundheit zurückzuerlangen.

Tatsächlich ist der archetypisch männliche Pol generell zu einer großen Gefahr für den Fortbestand der Menschheit geworden. Es waren alte männliche Politiker, die den Weg nach Hiroshima, Nagasaki, Tschernobyl und Fukushima frei machten und ihn noch mit Nobelpreisen für im Wesentlichen männliche Forscher pflasterten. Sie haben uns eine Fülle von absurden Kriegen aufgezwungen und wollen damit auch noch keineswegs freiwillig aufhören. Sie erlauben der Industrie die Erde zu verpesten und natürlich zu übersäuern bis hin zu saurem Regen und Schnee. Überall haben sie den archetypisch männlichen Pol auf die Spitze getrieben. Und jetzt müssen wir umkehren, wenn wir uns retten wollen, und davon handelt im Bereich der Nahrung dieses Buch.

Aber bei genauerem Hinsehen geht es darüber hinaus: statt hart sollen wir smart trainieren. Und auch wenn die Autorin noch ein ganz klein bisschen Fleisch erlaubt, wenn es denn sein müsse, macht sie klar, dass es (über)säuert und obendrein auf ungute Art. Alles was übersäuert gehört zum archetypisch männlichen Pol und alles was alkalisch, also basisch macht, gehört zum weiblichen. Das wird klar, wenn wir uns Säuren und die Basen etwas genauer ansehen. Eine Säure zeichnet sich dadurch aus, dass sie Protonen abschießt und eine Base dadurch, dass sie diese anzieht und aufnimmt. Das abgebende Prinzip ist männlich wie die Energie abstrahlende Sonne, Samen abschießende männliche Wesen und der auf Außenwirkung zielende Verstand. Weiblich sind dagegen das widerspiegelnde reflektierende Mondprinzip, Samen aufnehmende weibliche Wesen und innerlich spürbare Gefühle.

Imke Kleinert bietet uns viele sehr gute Gründe, warum wir unser Essen wieder archetypisch weiblicher und damit basischer werden lassen und möglichst direkt und frisch aus Mutter Natur nehmen sollten, jedenfalls wenn wir gesunden und in Balance kommen wollen. Sie könnte auch sagen, dass Essen muss zurück zur Höhle, wo sehr wahrscheinlich die ersten Kräuter- und Gemüsegärten aus verlorenen und damit unabsichtlich ausgesäten Samen entstanden.

Und das wird dem männlichen Pol gar nicht passen, auch wenn es noch so gut schmeckt, denn er war es ja, der das Essen weg von der Höhle und weg von Mutter Natur genommen hat und auf riesigen Feldern und in Massen-Tier-Zucht-Häuserin industrialisiert hat – nicht etwa der Gesundheit, sondern dem Profit zu Liebe. Insofern ist mit Widerstand zu rechnen und den spüren wir ja auch schon. Während – laut ORF - bereits 17% der jungen österreichischen Frauen zwischen 19 und 39 vegan leben, dürfte es sich bei den Männern noch um eine einstellige Zahl handeln. Da sind wohl bisher nur die sensibleren und bewussteren bereit zur Umkehr.

Und ob die Autorin hier auf den basischen Pol setzt oder andere wie ich mehr das pflanzlich-vollwertige im Sinne von „Peace-Food" betonen, es läuft immer in dieselbe Richtung – zurück dahin, wo wir herkommen. Das heißt für uns erst einmal viel mehr archetypisch Weibliches, also Pflanzlich-vollwertiges möglichst direkt von Mutter Natur.

Imke Kleinert formuliert ihr Angebot sehr liebenswürdig, Fleisch, Fisch und Milch(produkte) sind selten erlaubt, aber keineswegs empfohlen – als Arzt muss ich da strenger sein und meine ärztlichen Angebote abhängig vom gesundheitlichen Zustand der Betroffenen machen. Wenn Prof. Colin Campbell Milch als gefährlichstes Kanzerogen auf diesem Planeten nicht nur bezeichnet, sondern das auch wissenschaftlich belegt, muss ich Krebspatienten und allen die das vermeiden wollen, unbedingt von Milch(produkten) abraten. Bedenkt man, dass – laut Schulmedizin – 50 % der Bevölkerung Krebs bekommen und es in Wirklichkeit viel mehr sind, weil ja schon fast 100 % der 90 jährigen Männer Prostatatkrebs haben und viel mehr an Lungenkrebs sterben, wird es schon sehr eng. Wenn eine Mehrheit moderner Menschen nachweislich Krebs bekommt, muss ich als Arzt generell von Tierprotein abraten und tue das in „Peace-Food" und „Geheimnis der Lebensenergie" natürlich auch. Und die Autorin tut es tatsächlich auch, nur weiblicher und charmanter. Sie sagt uns, es tut euch nicht gut, aber ihr dürft es trotzdem selten und wenig.

Insgesamt klärt sie auf einfühlsame und charmante Art auf, etwa die Verwechslung von Azidose in der Schulmedizin und Übersäuerung in der Naturheilkunde. Die Schulmedizin spricht erst von Azidose wenn der pH-Wert des Blutes unter 7,37 fällt und das Ende droht, weil der Organismus bis zum Schluss alles daran setzt, das Blut stabil zu halten und damit das Überleben zu sichern. Naturheilkundler hingegen verwenden den Begriff Übersäuerung auch schon, wenn das innere der Zellen und der Zwischen-Zell-Raum Schaden übersäuert und sich die ersten möglichen Folgen von zu viel Säure zeigen wie der schmerzhafte eckige Gang oder Gewebeschäden wie Cellulite und Haarausfall.

Die Autorin stiftet auch Ordnung im Dickicht der Basen-Tabellen, unterscheidet zwischen basisch und basenbildend und macht klar, wie mit dem Eiweißgehalt der Nahrungsmittel auch die Säurebildung steigt. Beim Abbau von Eiweiß entsteht aus Purinen Harnsäure, die Basis der Gicht. Und sie verdeutlicht auch, dass wir pflanzliche Proteine leichter verstoffwechseln und diese viel weniger Purine enthalten. So gehören Hülsenfrüchte mit mehr Eiweiß als Fleisch und Fisch zu den „guten Säurebildnern", die trotzdem empfehlenswert sind, weil sie noch anderes Wertvolles enthalten. Allerdings bestätigt sie auch, dass Lupinen, die am meisten Eiweiß und kaum Purine enthalten und obendrein basenbildend verstoffwechselt werden. Sie sind von daher die wertvollste Eiweißquelle und dürften eine große Zukunft vor sich haben. Da sie auch über kaum Kohlenhydrate verfügen, sind sie auch noch ungleich besser verdaulich als andere Hülsenfrüchte.

Darüber hinaus erklärt Imke Kleinert uns Essern auch viele Missverständnisse, etwa wie der Organismus mit dem Bedürfnis nach „Süßem" eigentlich signalisiert, mehr Vitamine zu brauchen. Die bekam er früher reichlich aus süßem Obst, seiner ursprünglich einzigen süßen Nahrung. Wird heute dieses ehemals gesunde Verlangen mit denaturiertem vitamin- und nährstoffarmem Süßkram gestillt, kommt einer von vielen Teufelskreisen der modernen Ernährung in Gang.

Viel so Einfaches und Praktisches führt uns die Autorin aus ihrer Ernährungsberater-Erfahrung vor Augen, nämlich bunte Gemüse zu wählen statt bunt verpackten Industriemüll. Sie rät sehr überzeugend, sobald die Inhaltsstoffe auf den Etiketten nicht bekannt oder leicht aussprechbar sind, sich dieses Päckchen zu ersparen. Eigentlich ist es so einfach: je weniger Zutaten angeführt sind, desto geringer ist der Verarbeitungsgrad. So vieles ist mir aus dem Herzen gesprochen, etwa bei Umstellungsproblemen an Fasten zu denken, bei Stimmungsschwankungen und -löchern auch (verkehrte) Ernährung zu erwägen. Für so viele Frauen sicher so wichtig, ihre Tipps bezüglich der Minimierung von Cellulite.

Konsequenz rät sie auch von Gluten, dem Weizenkleber, ab, was ich nur unterstreichen kann und ausführlich im „Geheimnis der Lebensenergie" erklärt habe. Als einzigen Tipp würde ich – aus eigener süßer Erfahrung noch Eryfly hinzufügen wollen, das weder Kalorien noch glykämischen Index hat und mir Stevia und Xylit schon längst ersetzt und in Japan seit 26 Jahren bestens erprobt ist nicht nur für Diabetiker, sondern für alle, die mit ihrem Gewicht kämpfen oder ihr Leben einfach süßer lieben.

Rudiger Dahlke

Bürgenstock, August 2016

www.dahlke.at

RÜDIGER DAHLKE

DAS LEBENSENERGIE-KOCHBUCH

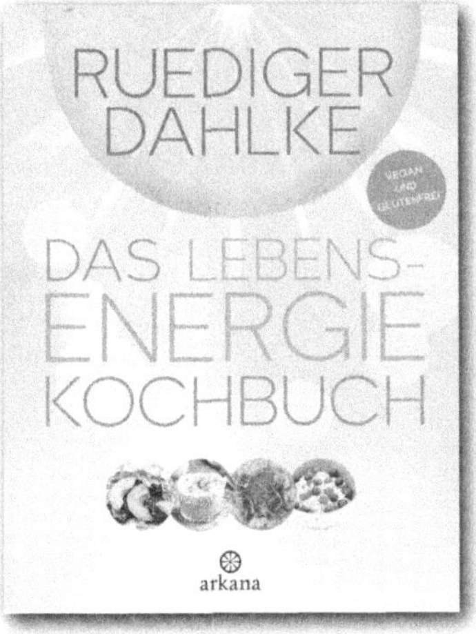

Ruediger Dahlke schrieb mit »Das Geheimnis der Lebensenergie in unserer Nahrung« ein neues Grundlagenwerk zu einer Ernährung, die uns wirklich nährt. Mit einem versierten Team an Köchen entwickelte er daraus herrlich leckere und maximal gesunde Rezepte: pflanzlich-vollwertig, vegan und glutenfrei. Wer sich so ernährt, wird die eigene Lebensenergie deutlich spürbar steigern. Vitale und frische Nahrung führt schließlich nicht nur zu mehr Genuss, sondern auch zu einer unvergleichlich besseren Ausstrahlung. Besonders gekennzeichnet sind zwei Arten von Gerichten: solche mit hohem Proteingehalt – zur Krebs- und Demenzprävention. Und solche mit hohem Kohlenhydratanteil – sie sind gut für Herz und Gehirn. Mehr als 70 hochwertige und originelle Rezepte machen Lust auf eine Ernährung, die kraftvoll und heilsam wirkt.

RÜDIGER DAHLKE

DAS LEBENSENERGIE-KOCHBUCH

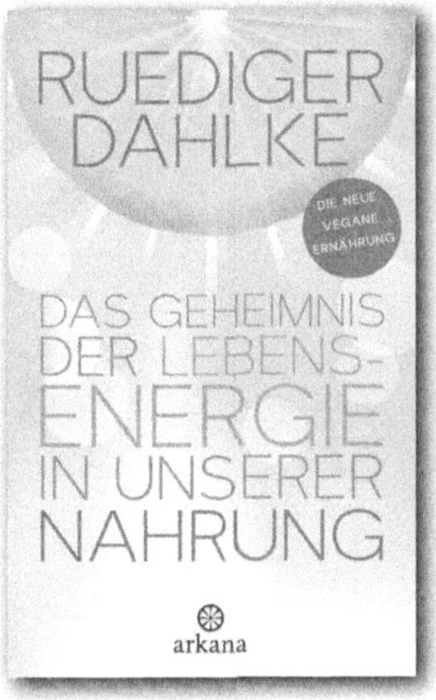

Was ist das Geheimnis guten Essens? Wie sieht eine Ernährung aus, die uns wirklich stärkt und von Grund auf nährt? Ruediger Dahlke begibt sich auf eine intensive Forschungsreise und findet Antworten, die selbst nach der Flut der Ernährungsbücher der letzten Jahre noch überraschen. Seine wohl wichtigste Erkenntnis ist, dass es vor allem auf die Lebensfrische in der Nahrung ankommt. Und diese hängt vor allem davon ab, wie viel Sonnenlicht in ihr gespeichert ist. Sensible Esser spüren das; es ist aber auch wissenschaftlich nachweisbar. Doch es geht nicht nur um Lebensenergie, sondern auch um Lebenswärme, wie sie uns die TCM erklärt. Zudem sollten wir pflanzlich-vollwertige Nahrung zu uns nehmen und sogar noch einen Schritt weitergehen: Glutenfreiheit ist das Gebot der Stunde.

TEIL EINS

GRUNDLAGEN

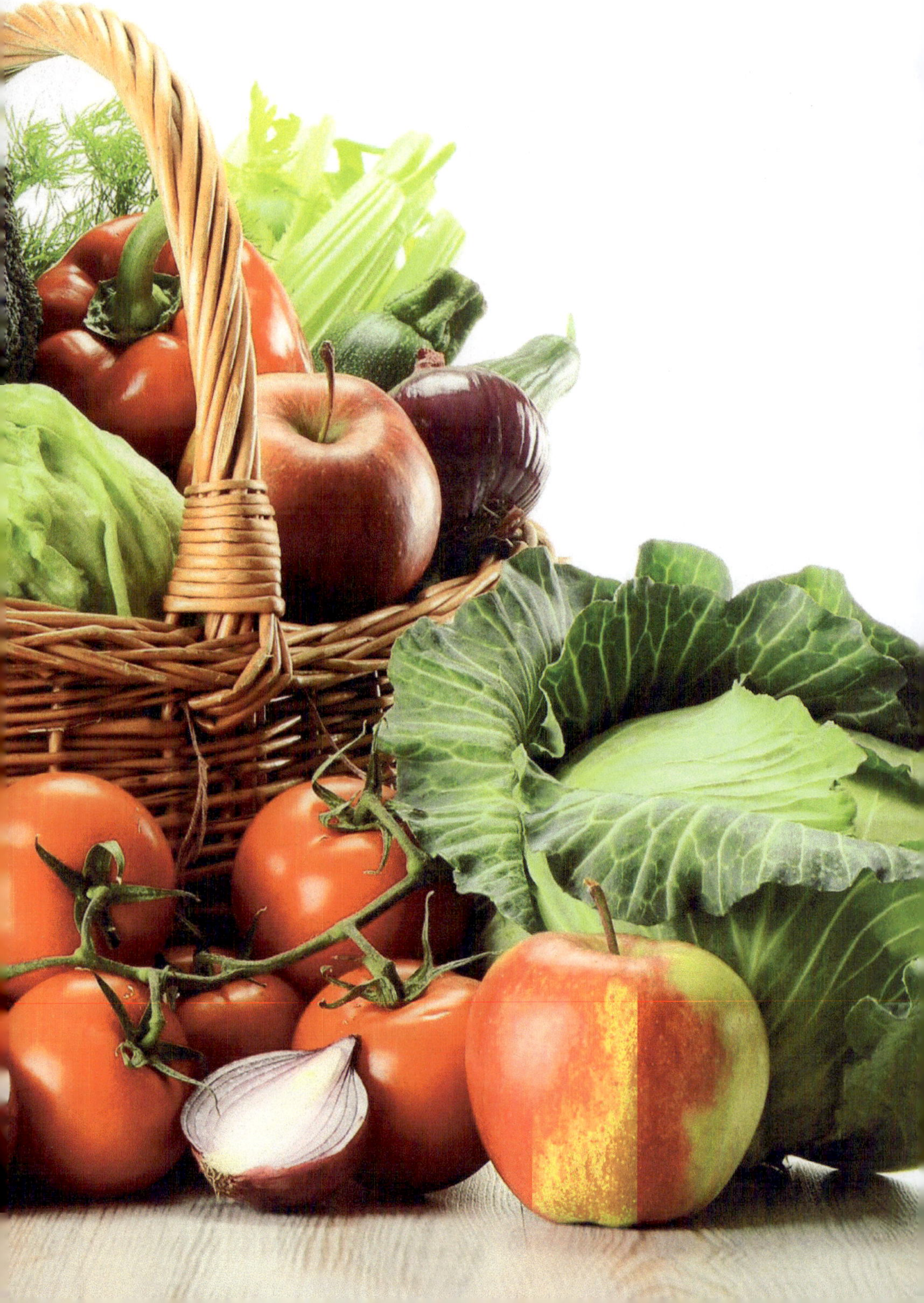

Grundlagen

Damit Du besser verstehst, warum eine basenreiche Ernährung sich positiv auf Deine Stimmung, Dein Immunsystem, Deine Haut sowie Deine Gesundheit auswirken kann, bekommst Du zunächst eine Übersicht zu einigen Grundlagen dieser Ernährungsform.

Saure und basische Lebensmittel

Häufig besteht besonders mit den Begriffen „sauer" und „basisch" ein Verständnisproblem. Ist es doch verwirrend, dass sauer schmeckende Lebensmittel basisch wirken sollen. Sauer schmeckende Lebensmittel wie z. B. Zitrusfrüchte sind zwar sauer im Geschmack, werden aber trotzdem häufig als basisch bezeichnet. Warum? Gemeint ist damit ihre basenbildende Eigenschaft. Die Zitrone schmeckt sauer, wird jedoch basisch verstoffwechselt (Ragnar Berg 1873–1956). Die Zitrone liefert Dir wichtige Vitamine und Nährstoffe, die Zitronensäure wird in unseren Zellen abgebaut.

Somit ist bei einer basenreichen Ernährung nicht der Zustand und der Geschmack eines Lebensmittels ausschlaggebend (süß/sauer), sondern lediglich die säurebildende oder basische Wirkung im Körper.

Säuren, Basen und Strukturschäden

- Basische Mineralien sind u.a. Kalzium, Magnesium, Eisen und Kalium, die in begrenzter Menge seit Geburt in unserem Körper vorhanden sind und von ihm nicht alleine wiederhergestellt werden können. Sie müssen über die Nahrung zugeführt werden.

- Säuren kann unser Körper jederzeit selbst produzieren. Sie entstehen u.a. bei der Verstoffwechslung von Lebensmitteln, der Einnahme von Medikamenten oder durch Stress.

- Säurebildner sind u.a. Lebensmittel, die säurebildende Mineralien wie Phosphor, Schwefel und Jod enthalten, welche in Deinem Körper zu Säuren verstoffwechselt werden. Schwefel wird zum Beispiel zu Schwefelsäure verstoffwechselt, Phosphor zu Phosphorsäure.

Unser Körper benötigt bei einer kontinuierlichen Säureüberflutung durch zu viele Säurebildner (Fast Food, Softdrinks, Kaffee, tierische Produkte, Extremsport) reichlich Mineralstoffe, um diese Säuren (zu Salzen) zu neutralisieren. Andernfalls würde die Säure unsere Organe schädigen. Im Gegensatz zu Säuren kann der Körper keine Vitamine und Mineralien selbst produzieren, sondern muss diese zugeführt bekommen. Stehen unserem Körper jedoch zu wenig Nährstoffe aus der Ernährung zur Verfügung, greift er auf unsere körpereigenen Mineralstoffdepots zurück (Haarboden, Knochen) und Haarverlust und brüchige Fingernägel können nur einige der ersten Anzeichen des daraus resultierenden Mineralstoffmangels sein. Auch Wasser und Fett zieht der Körper heran, um die gefährlichen Säuren zu binden bzw. zu verdünnen und somit Deinen Körper zu schützen.

Wasseransammlungen und Gewichtsstillstand können eine Folge von zu vielen Säuren sein. Fett und Wasser kommen in diesem Fall eine Schutzfunktion zu, um den Stoffwechsel vor weiteren Säuren zu bewahren.

Säuren verbrauchen also viele basische Mineralien (wie Magnesium und Kalium). Daher führt eine stark säurebildende Ernährung schneller zu einem Mangel an wertvollen Nährstoffen. Die neutralisierten Säuren werden in Form von Salzen im Bindegewebe und in den Muskeln abgelagert und auch häufig als Schlacken bezeichnet. Mit einer ungesunden Ernährung besteht grundsätzlich bereits ein Verlust an wichtigen Vitalstoffen, womit der Körper immer weiter in einen Mangel hineinrutscht und weitere Störungen verursacht. Peter Jentschura bezeichnet die Folgen dieser Entmineralisierung als Strukturschäden, die sich als Haarverlust, Erschöpfung und Karies bemerkbar machen können.

- Stehen die dazu erforderlichen Mineralstoffe nur unzureichend über Deine Ernährung zur Verfügung, holt sich unser Organismus diese notgedrungen aus seinen eigenen Mineralstoffdepots.

Säuren im Körper muss unser Organismus neutralisieren, damit sie den Organen keinen Schaden zuführen.

Trotz des Überflusses in der heutigen Zeit sind wir leider durch nähstoffarme, künstliche Nahrungsmittel mangelernährt. Zu beobachten ist, dass besonders die Nahrungsmittel, die erst seit einigen Jahrzehnten auf unserem Speiseplan stehen (Fertiggerichte, Softdrinks), sich negativ auf unsere Gesundheit auswirken können. Zwar sind Obst und Gemüse häufig Bestandteile unseres Essens, jedoch dienen sie meistens lediglich als Beilage. Unsere heutige Ernährung hat sich dorthingehend verändert, dass wir uns überwiegend säurebildend ernähren.

	ERNÄHRUNG IM JAHRE 1960	ERNÄHRUNG HEUTE
Überwiegend	Gemüse und Obst / saisonale Lebensmittel, Kartoffeln, Wasser, Tee, Kaffee	Fast Food / industrielle Nahrungsmittel, Softdrinks, Energydrinks, Fleisch, Nudeln/Teigwaren
Selten	Fisch / Fleisch / Teigwaren	Saisonale natürliche Lebensmittel, Kartoffeln
Mahlzeiten	Drei Hauptmahlzeiten	Snackkultur

Die Bedeutung des Säure-Basen-Haushaltes lässt sich schon an Aussagen wie „Ich bin sauer" oder „Ich fühle mich ausgelaugt" erkennen. Deinem Körper fehlen Basen/Mineralien und du fühlst dich erschöpft.

Eine zunehmende Übersäuerung (Mineralstoffmangel) zieht sich meistens über viele Jahre in Form eines schleichenden Prozesses hin, was sich in unterschiedlichen Symptomen äußern kann.

Anzeichen von Mineralstoffmangel

Damit Du Dich in Deinem Körper wohlfühlen kannst, ist es wichtig, diesen kontinuierlich mit ausreichend Mineralien aus basenreichen Lebensmitteln zu versorgen und allgemein Säuren sowohl zu reduzieren als auch auszuscheiden.

- *Allergien*
- *Antriebsschwäche*
- *Brain Fog*
- *Cellulite*
- *Erkältungen*
- *Erschöpfung*
- *Hautausschläge*
- *Konzentrationsstörungen*
- *Müdigkeit*
- *Muskelverspannungen*
- *Rückenschmerzen*
- *Schlafstörungen*

Bei der basenreichen Ernährung werden möglichst frische und unverarbeitete Lebensmittel gegessen. Auf stark industriell hergestellte Lebensmittel wird verzichtet, da diese lediglich Säurebildner sind, ohne Nährstoffgehalt. Es geht nicht darum, möglichst schnell viel an Gewicht zu verlieren und bald wieder zu seiner bisherigen Lebensweise zurückzukehren, sondern um eine grundsätzliche gesunde und bewusste Lebenseinstellung zur Erhaltung der eigenen Gesundheit und des Wohlbefindens. Damit Dir die Umstellung nicht als Verzicht erscheint, finden wir basenreiche Alternativen für Dich. Du ersetzt Nahrungsmittel aus einer künstlichen Herstellung durch leckere naturbelassene Lebensmittel, an denen Du Dich ordentlich sattessen kannst. Du orientierst Dich weg von Industrieprodukten und dafür hin zu natürlichen Lebensmitteln von guter Qualität, die Du in der Natur findest.

- Durch basenreiche Ernährung wird Dein Körper wieder ausreichend mit Mineralien versorgt.

- Toxine werden neutralisiert und Mineralstoffdepots aufgefüllt.

- Durch die Reduzierung neuer Säuren wird Dein Körper entlastet und kann die eingelagerten Schlacken im Bindegewebe abbauen.

Auf Deinem Teller landen jetzt viel saisonales Obst, Gemüse, glutenfreie Pflanzen, Nüsse, Samen und Sprossen sowie als Beilagen, wenn Du magst, als Ausnahme Fleisch und Fisch. Tierische Produkte sind Säurebildner und sollten daher weitestgehend vermieden werden. Im Gegensatz zu damals,

als es Fleisch lediglich als Sonntagsbraten gab, konsumieren die meisten Menschen heutzutage fast täglich Fleisch in hohen Mengen. Dieser Massenkonsum kann nur mit Massentierhaltung sowie Medikamenteneinsatz ermöglicht werden, was Dir zu denken geben sollte. Der Einsatz von Antibiotika zum Beispiel begünstigt die Bildung antibiotikaresistenter Keime. Diese Keime können beim Menschen zu Infektionen und sogar Blutvergiftungen führen. In einer Untersuchung aus dem Jahr 2011 des Bundesinstitutes für Risikobewertung wurden in Proben von Puten- und Hähnchenfleisch jeweils 42 % und 22 % multiresistente Keime gefunden.

Mit viel Gemüse, Salat, glutenfreien Pflanzen (z.B. Buchweizen, Hirse), Obst, hochwertigen Ölen sowie ab und zu Fisch und Fleisch (wenn Du magst) kannst Du Dich bei der basenreichen Ernährung sattessen, ohne Kalorien zu zählen.

Wie basenreich Du Dich ernähren möchtest, bleibt letztendlich Dir überlassen. Es empfiehlt sich ein Verhältnis von 80:20. Du solltest darauf achten, dass die Lebensmittel mit basischen Mineralien immer überwiegen und Deine Mahlzeiten somit basenüberschüssig und basenreich sind.

Am Anfang wird Dir diese Ernährungsweise vielleicht ungewohnt vorkommen. Stück für Stück wirst Du aber neue Rezepte, Einkaufsläden und Zutaten entdecken, die nach einer gewissen Gewöhnungsphase wie selbstverständlich zu Deinem Alltag gehören. Industriezucker, Geschmacksverstärker und Konservierungsstoffe werden sich mit der Zeit von alleine von Deinem bisherigen Speiseplan verabschieden.

Azidose vs. Übersäuerung

Wenn Du beginnst, Dich basenreich zu ernähren, wirst Du in Deinem Umfeld vielleicht öfter hören, dass es überhaupt keine Übersäuerung gibt. Die unterschiedlichen Meinungen sind darauf zurückzuführen, dass Übersäuerung häufig unterschiedlich definiert wird. Zum besseren Verständnis, unsere Körperflüssigkeiten (z.B. Blut, Speichel, Magensäure) weisen einen unterschiedlichen pH-Wert auf. Der pH-Wert gibt den Säuregrad dieser verschiedenen Körperflüssigkeiten an. Dabei steht pH für die Konzentration der Wasserstofflonen – „potentia hydrogenii". Ein pH-Wert unterhalb von 7 zeigt Säuren an, während Werte oberhalb eines pH-Werts von 7 Basen kennzeichnen. Ein Wert von genau 7 entspricht pH-neutral. Unser Blut hat einen basischen pH-Wert zwischen 7,35 und 7,45, welcher konstant gehalten werden muss, um unseren Körper am Leben zu halten. Und hier liegt meistens das Missverständnis. Aus medizinischer Sicht liegt eine Azidose vor, wenn der pH-Wert des Blutes unter 7,37 fällt. Naturheilkundler hingegen setzen gerne den Begriff Übersäuerung ein, wenn es bereits um die ersten möglichen Folgen von zu vielen Säuren geht, wie zum Beispiel Haarausfall, brüchige Fingernägel oder auch Arthrose. Oftmals wird anstatt Übersäuerung hier auch gerne von Verschlackung und einer damit verbundenen Entmineralisierung gesprochen.

- Mediziner betrachten bei einer Übersäuerung lediglich den pH-Wert des Blutes und sprechen bei einer Übersäuerung des Blutes von einer Azidose.

- Naturheilkundler sprechen dagegen bereits bei Problemen wie Migräne, Haarausfall oder Müdigkeit von einer möglichen Übersäuerung.

Basentabellen - Welche ist die richtige?

Wenn Du Dich mit der basischen Ernährung noch nicht auskennst, möchtest Du Dich am Anfang vielleicht an einer Basentabelle orientieren, die Dir eine Übersicht der einzelnen Lebensmittel gibt.

Du wirst im Netz auf unterschiedliche Angaben und Basentabellen stoßen. Dies liegt u.a. daran, dass bei einigen Listen einzig und alleine säure- und basenbildende Lebensmittel mit ihrem jeweiligen pH-Wert aufgeführt und bei anderen auch zum Beispiel sogenannte „gute" und „schlechte" Säurebildner unterschieden werden. Weiterhin geben einige Tabellen den pH-Wert vor der Verstoffwechslung der Lebensmittel an, bei anderen beziehen sich die Angaben auf den Wert nach der Verstoffwechslung. Als Einsteiger empfehle ich eine Einteilung nach Peter Jentschura, die auf den nachfolgenden Seiten dargestellt wird.

Gute und schlechte Säurebildner

Wie erwähnt, wirst Du in einigen Tabellen auf gute und schlechte Säurebildner stoßen. Schlechte Säurebildner sind zum Beispiel Chips, deren säurebildende Wirkung größer als die gesundheitliche ist. Diese Nahrungsmittel enthalten fast ausschließlich leere Kalorien und nur wenige oder keine Nährstoffe. Dadurch werden dem Körper zusätzliche basische Mineralien entzogen. Sogenannte gute Säurebildner, wie zum Beispiel Spinat, versorgen den Körper trotz ihrer enthaltenen Säuren oder säurebildenden Eigenschaft mit überdurchschnittlich vielen Vitalstoffen und belasten unseren Körper nicht mit Zusatzstoffen. Gute Säurebildner gelten somit als gesund. Zu ihnen gehören in einigen Basentabellen Soja, Rosenkohl, Nüsse, Hülsenfrüchte und Knoblauch.

Grundsätzlich kannst Du Dir merken, dass Nahrungsmittel mit Eiweißgehalt Säurebildner sind. Die säureliefernde Wirkung hängt von der Höhe ihres Eiweißgehalts ab. Je mehr Eiweiß, desto säurebildender die Wirkung. Beim Abbau der im Eiweiß enthaltenen Purine entsteht Harnsäure. Pflanzliche Eiweiße sind dabei leichter zu verstoffwechseln als tierisches Eiweiß und enthalten weniger Purin. In diesem Zusammenhang sind besonders Sahne und Soja häufig diskutierte Themen hinsichtlich ihrer Zuordnung in den Basentabellen. Sahne hat im Verhältnis zu Milch und Joghurt viel Fett, aber wenig Eiweiß. Bei einigen Fachleuten wird sie daher als basisch oder neutral bezeichnet. Sahne schadet aufgrund der geringen Säurebildung also nicht, ist aber auch nicht hilfreich bei der Entgiftung. Aus diesem Grund wird sie auch bei einigen Basenkuren meistens nicht empfohlen, da es in dieser Zeit hauptsächlich um eine Entschlackung geht. Auch das Thema Soja ist in diesem Zusammenhang umstritten. Manche Eiweiße wie z.B. Sojaeiweiß werden oft mit Lupineneiweiß gleichgesetzt, das nur in geringen Mengen Purine enthält und daher kaum säurebildend ist (im Vergleich zu tierischen Eiweißquellen und zu anderen Hülsenfrüchten). Daher gehört Soja bei manchen Experten zu basischen Lebensmitteln.

Es geht bei der basenreichen Ernährung um einen bewussten Einsatz säurebildender Lebensmittel in Maßen, so dass unser Körper diese noch verarbeiten kann.

Lebensmitteleinteilung für Einsteiger

Um Dir Deinen Einstieg zu erleichtern, findest Du folgend eine zusammenfassende Richtlinie der Lebensmitteleinteilung nach Peter Jentschura, die ich Dir als Einsteiger empfehle.

Ich folge in diesem Buch weitestgehend der Ansicht von Peter Jentschura, dessen Buch „Gesundheit durch Entschlackung" mich besonders beeinflusst hat. Wer sich tiefer mit der basischen Ernährung und seiner Gesunderhaltung beschäftigen möchte, dem sei dieses Buch wärmstens empfohlen.

80 % Deiner Lebensmittel sollten hiernach aus basenüberschüssigen Lebensmitteln und 20 % können aus säureüberschüssigen Produkten bestehen. Kombiniert werden können neutrale Lebensmittel, die weder säurebildend noch basisch wirken. Industrieprodukte solltest Du vollständig meiden.

Basenüberschüssig (80 %)

- Reifes Obst, Gemüse, Kartoffeln
- Kräuter, Gewürze, Salate
- Keime, Sprossen
- Mandeln, Kerne, Nüsse wie Haselnüsse
- Avocados
- Glutenfreie Pflanzen
- Wasser ohne Kohlensäure
- Kräutertees

Zusätzlich zur Unterstützung des Säure-Basen-Gleichgewichts:

- Bewegung
- Frische Luft

Säureüberschüssig (20 %)

- Hülsenfrüchte
- Fleisch
- Fisch
- Honig
- Sojaprodukte

Einige pflanzliche Lebensmittel gehören gemäß dieser Aufstellung ebenfalls zu den Säurebildnern. Hülsenfrüchte zum Beispiel sind zwar Säurebildner, enthalten aber im Gegensatz zu reinen Industrieprodukten noch für den Körper wichtige Nährstoffe. Tierische Produkte sind grundsätzlich ein umstrittenes Thema, nicht nur wegen ihrer säurebildenden Eigenschaft. Daher ist es empfehlenswert, diese weitestgehend zu reduzieren oder möglichst ganz zu ersetzen.

Zusätzliche Säurebildner und Gifte

- Stress
- Körperliche Überbelastung
- Umweltgifte (z.B. Abgase, Elektrosmog)
- Medikamente

Nicht alle Säurebildner und Gifte aus der Umwelt können wir beeinflussen und gerade deswegen ist es besonders wichtig, die belastenden Stoffe, die wir selbst steuern können, weitestgehend einzuschränken.

Säurearten

- Essigsäure (aus Süßwaren)
- Milchsäure (durch Sport)
- Harnsäure (aus Fleisch)
- Acetylsalicylsäure (aus Medikamenten)
- Gerbsäure (aus Kaffee)
- Salzsäure (durch Stress)

Weitere Quellen sind

- aluminiumhaltige Deos, Medikamente, Schmerzmittel, Rauchen, Zahnfüllungen, Umweltbelastungen, Stress, Bewegungsmangel oder zu viel Sport.

Meide Industrieprodukte und Künstliches

- Fast Food, Fertiggerichte, Dosennahrung
- Weißmehlprodukte
- Zucker, Kochsalz
- Raffinierte und gehärtete Fette
- Synthetische Süßstoffe, Geschmacksverstärker
- Kohlensäurehaltige Getränke, Kaffee, Softdrinks, Lightgetränke
- Alkohol, Zigaretten

Neutrale Lebensmittel

- Hochwertige pflanzliche Öle, Butter, Sahne

Die neutralen Lebensmittel können mit Deinen basenüberschüssigen Mahlzeiten kombiniert werden (z.B. Obstsalat mit etwas Sahne).

Wenn Dir eine genaue Auflistung einzelner Lebensmittel wichtig ist, kannst Du Dir für den Anfang einfach eine Tabelle Deiner Wahl raussuchen und Dich vorerst daran halten, die dort aufgeführten schlechten Säurebildner (besonders Industrieprodukte) zu meiden, und Dich bei Obst und

Gemüse an Deiner persönlichen Verträglichkeit der Lebensmittel orientieren. Die Mineralien und Vitamine überwiegen bei den sogenannten guten Säurebildnern und sind daher auch wichtig für Deinen Körper.

- Integriere die guten Säurebildner aus Basentabellen auf jeden Fall in Deinen Speiseplan, wenn Du sie verträgst, und versuche im ersten Schritt die schlechten weitestgehend zu meiden.

Basischer Ernährung kommt eine Doppelfunktion zu: Neutralisation und Reduzierung von Säuren sowie Remineralisierung Deines Körpers.

Wenn Du Dich überwiegend vegetarisch ernährst, mit viel Gemüse, Salaten, etwas Obst sowie Samen, Nüssen, Sprossen und kaltgepressten nativen Pflanzenölen, glutenfreien Pflanzen und Hülsenfrüchten, bist Du auf einem sehr guten Weg.

Mahlzeiten im Vergleich

Frühstück

HERKÖMMLICHES FRÜHSTÜCK	
Graubrot	S
Butter	N
Marmelade	S
Kaffee / Kakao	S
SÄURE-ÜBERSCHÜSSIG	

GESUNDES FRÜHSTÜCK	
Halbfett-joghurt	S
Knäckebrot	S
Halbfett-margarine	S
Halbfettkäse	S
Schwarzer Tee	S
SÄURE-ÜBERSCHÜSSIG	

BASENREICHES FRÜHSTÜCK	
Chiasamen-pudding	B
Fruchtsalat	B
Banane, Melone, Mango	B
Kokosmus, Mandeln	N/B
Lupinenkaffee	B
Kaffee (mit Kardamom)	S
BASEN-ÜBERSCHÜSSIG	

Kleine Legende:
B = Basenüberschüssig, S = Säureüberschüssig, N = Neutral

Mittagessen

HERKÖMMLICHES MITTAGESSEN		GESUNDES MITTAGESSEN		BASENREICHES MITTAGESSEN	
Spaghetti Bolognese	S	Salat	B	Ofengemüse	B
Parmesan	S	Vollkorn-spaghetti	S	Linsenspirelli/ Konjaknudeln	B
Salat	B	Tomatensoße/ Tüte	S	Pesto selbstge-macht	B
Cola / Limo	S	Vollkornbrot	S	Wasser / basischer Tee	N
		Cola light	S		
SÄURE-ÜBERSCHÜSSIG		SÄURE-ÜBERSCHÜSSIG		BASEN-ÜBERSCHÜSSIG	

Abendessen

HERKÖMMLICHES ABENDESSEN		GESUNDES ABENDESSEN		BASENREICHES ABENDESSEN	
Graubrot	S	Vollkornbrot	S	Gemüsepfanne	B
Käse, Schinken, Salami	S	Hüttenkäse/ Putenbrust	S	Kichererbsen-bratlinge	S
Butter	N	Halbfettmar-garine	S	Avocadocreme	B
Bier / Wein / Limo	S	Apfelsaft-schorle	S	Wasser / basischer Tee	N
Chips	S	Gemüsesticks	B	Grünkohlchips/ Mandelchips	B
SÄURE-ÜBERSCHÜSSIG		SÄURE-ÜBERSCHÜSSIG		BASEN-ÜBERSCHÜSSIG	

Snacks

HERKÖMMLICHE SNACKS		GESUNDE SNACKS		BASENREICHE SNACKS	
Pudding	S	Halbfett-joghurt	S	Chiapudding	B
Schokolade	S	Müsliriegel	S	Schoko-Avocadocreme	B
Chips	S	Popcorn	S	Mandeln, Feigen, Datteln	B
Kuchen	S	Gemüsesticks	B	Snackriegel	B
SÄURE-ÜBERSCHÜSSIG		SÄURE-ÜBERSCHÜSSIG		BASEN-ÜBERSCHÜSSIG	

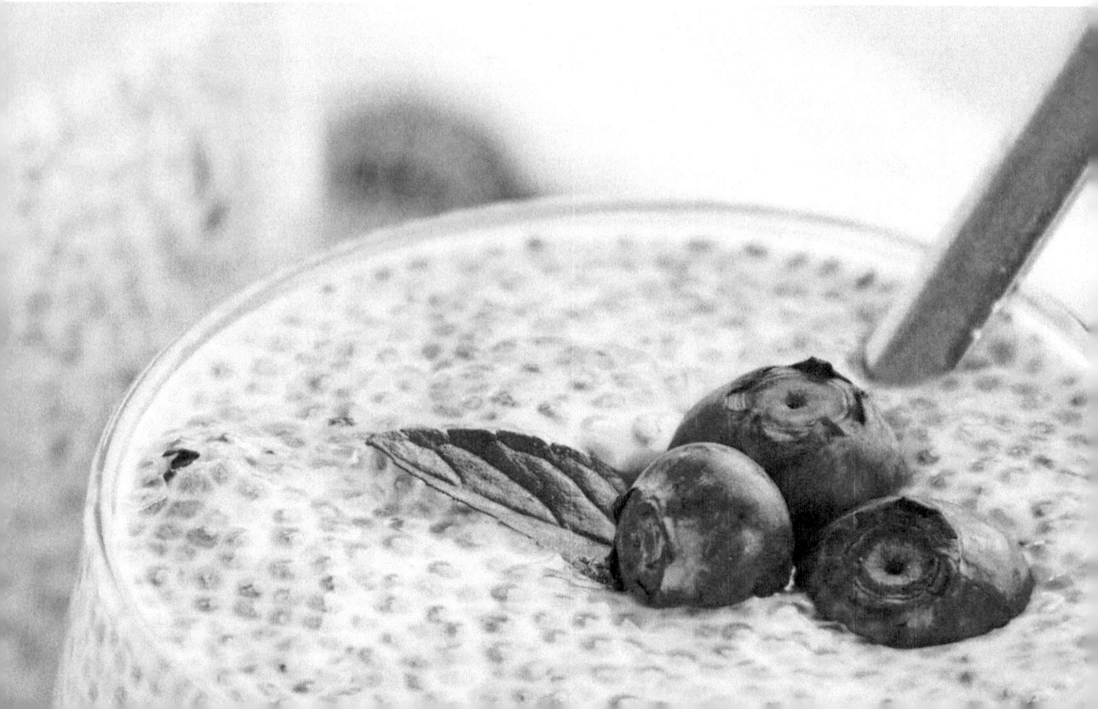

Die Bedeutung von Nährstoffen

Makronährstoffe – Fette, Eiweiße und Kohlenhydrate

Es ist wichtig, dass Du sowohl Fette, Kohlenhydrate als auch Eiweiß zu Dir nimmst. Dein Körper braucht diese, um seine Funktionen aufrechtzuerhalten, und wenn Du alle drei Bausteine richtig auswählst, werden sie Dir zu einer schöneren Haut, mehr Kraft und Ausdauer sowie auch zu mehr Ausgeglichenheit verhelfen.

Aufgaben der einzelnen Nährstoffe

EIWEISS	FETTE	KOHLENHYDRATE
Baustoff aller Körperzellen	Liefern Energie	Hauptsächlich Energielieferanten
Bestandteil von Blut, Muskeln	Bestandteil des Körperfettes	

Fette und Öle

Die Verwendung von Fett in der Ernährung ist häufig immer noch ein umstrittenes Thema. Nicht nur kalorientechnisch, sondern auch hinsichtlich gesundheitlicher Aspekte scheiden sich hier die Geister. Dabei sind beide Sichtweisen richtig: Fett kann sowohl gesund und gut oder aber ebenso ungesund und dementsprechend schlecht für unseren Körper sein. Clever und richtig eingesetzt, kann Fett jedoch sowohl bei der Gewichtsabnahme als auch bei einem verbesserten Hautbild und als Anti-Aging-Mittel dienen. Gerade bei einer gesundheitsorientierten Ernährung, bei der es um Ausgewogenheit geht, sollten gute Fette und Öle daher nicht fehlen. Fett ist ein Geschmacksträger und hilft Dir somit, nicht nur schmackhafte, sondern auch gesunde Mahlzeiten zu zaubern.

Die wenigsten sind sich bewusst, dass unser Gehirn auf hochwertige Fette angewiesen ist. Auch für die Funktionen von unseren Hormonen und Enzymen sind gesunde Fette von wichtiger Bedeutung. Sie sorgen zudem für ein gesundes Sättigungsgefühl und verhindern plötzliche Heißhungerattacken.

Bei Fett fällt uns meistens die Bratwurst im schwimmenden Öl ein oder die Margarine auf unserem Brot. Das Wort ist negativ besetzt und führt somit leider allzu häufig auch zu negativen Assoziationen. Wer denkt bei dem Wort Fett schon an gesunde schlanke Körper, Kokosnüsse oder Avocados?!

Wir müssen bedenken, bei industriell hergestellten Fetten geht es darum, höchstmöglichen Gewinn zu erzielen. Die Fette sollen möglichst geruchslos, billig und lange haltbar sein. Dies ist nur durch eine starke Verarbeitung erreichbar. Unter Zugabe chemischer Mittel werden Nüsse und Kerne gepresst und so lange weiterverarbeitet und gebleicht, bis von dem ursprünglich gesunden Öl nicht mehr viel übrig ist. Daher verzichte besser auf verarbeitete Öle und Fette. Um Margarine und Öle in Plastikflaschen solltest Du einen weiten Bogen machen. Ersetze diese wertlosen Öle einfach durch gesunde Alternativen. Gesundes Fett wird während der gesamten Herstellung sehr schonend behandelt und eine Erhaltung der Nährstoffe ist somit gewährleistet. Das Öl wird kalt gepresst und ist keinen schädlichen Temperaturen ausgesetzt. Wenn Du Dir ein Öl kaufst, solltest Du mit geschlossenen Augen am Duft erkennen, ob es sich um Sonnenblumen, Kokos- oder Olivenöl handelt. Nur angenehm duftende und kalt gepresste Öle können einen Beitrag zu Deiner Gesundheit leisten.

Gute Fette und Öle vs. böse Fette und Öle

- Schwarzkümmelöl wirkt entzündungshemmend, entkrampfend, schmerzlindernd, antiviral und findet Anwendung bei Allergien, Erkältungen und Schlafstörungen.

Wenn Du einmal hochwertiges Schwarzkümmelöl probiert hast, weißt Du, wie intensiv der Geschmack der antibakteriell wirkenden ätherischen Öle sein kann. Bei Untersuchungen wurde festgestellt, dass einige Inhaltsstoffe des Öls sogar Krebserkrankungen hemmen und unser Immunsystem stabilisieren können (Cancer Immuno-Biology Laboratory , South Carolina).

- Kokosöl wirkt stoffwechselanregend, keimtötend, entgiftend und verdauungsfördernd.

Ein oft unterschätztes Öl ist das Kokosöl, das viele leider höchstens von ihrem indischen Lieblingsrestaurant kennen. Kokosöl wird im Zusammenhang mit der Krankheit Alzheimer positive Eigenschaften zugeschrieben. So enthält es überwiegend mittelkettige Triglyceride (MCT), welche auch in Medikamenten bei Alzheimer-Patienten eingesetzt werden. Berichten nach stellten sich bei Patienten, die zusätzlich Kokosöl einnahmen, Verbesserungen ihres gesundheitlichen Zustands ein, wie in dem Buch von Mary Newport, „Alzheimer – vorbeugen und behandeln: Die Keton-Kur: Wie ein natürliches Fett die Erkrankung aufhält", beschrieben wird. Kokosöl ist sogar nicht nur innerlich anwendbar, sondern eignet sich auch als pures Naturprodukt für Deine Haut.

Richtig ausgewählt und angewendet, können Fette und Öle also durchaus nicht nur eine Bereicherung für Deine Gesundheit, sondern auch für Deine Schönheit sein.

- Fett zählt neben Eiweißen und Kohlenhydraten zu den wichtigsten Nährstoffen.
- Fett ist nicht nur Bestandteil des Körpers, sondern auch ein Energielieferant.
- Fett kommt eine Vorrats- und Schutzfunktion einzelner Organe zu und ist Voraussetzung für die Aufnahme einiger fettlöslicher Vitamine.

GESÄTTIGTE FETTE	TRANSFETTE	UNGESÄTTIGTE FETTE
Fleisch, Butter, Schmalz	Backwaren, Snacks, gebratene und industriell verarbeitet Lebensmittel	Olivenöl, Avocado, Nüsse

Transfette solltest Du auf jeden Fall meiden. Diese entstehen zum Beispiel im Härtungsprozess von Pflanzenölen. Flüssige Öle werden so streichbar und haltbar gemacht. Leider können sich diese Transfette schädlich auf Deine Gesundheit auswirken. Versuche, Fette aus Mandeln, Nüssen, Avocado, Hummus, Mandelmus und Kokosöl in Deinen Tag einzubauen. Das hochwertigste Öl wird durch Kaltpressung gewonnen. Nüsse, Samen und Kerne haben eine Vielzahl von Nährstoffen, die nur bei einer Kaltpressung erhalten bleiben. Außerdem haben sie den Vorteil, dass sie noch nach dem Ausgangsprodukt schmecken.

Hinsichtlich Streichfetten ist es besser, besonders herkömmliche Margarine wegen möglicher starker Verarbeitung zu vermeiden. Wenn Du Butter verwenden möchtest, versuche doch einmal Rohmilchbutter, die Christian Opitz in seinem Buch „Befreite Ernährung" empfiehlt. Rohmilchbutter wird nicht erhitzt und enthält viele nützliche Darmbakterien, die für ein intaktes Immunsystem von Bedeutung sind, sowie B-Vitamine, Folsäure und eine Vielzahl weiterer wichtiger Nährstoffe. Allerdings ist bei der Rohmilchbutter (besonders im Hinblick auf ein gutes Verhältnis von Omega-3 zu Omega-6 Fettsäuren) zu beachten, dass es sich um Butter von grasfressenden und nicht silogefütterten Tieren handelt.

Welche Fett und Öle kannst Du nun wofür verwenden?

- Salate: kaltgepresste Öl wie Leinöl, Rapsöl, Olivenöl
- Streichfett: Rohmilchbutter, vegane Pasten
- Bratfett: Kokosöl, Ghee (geklärte Butter)
- Backfett: Rohmilchbutter

Kohlenhydrate

Kohlenhydrate sind reine Energieträger und bei einer gesunden basenreichen Ernährung dürfen ausreichend viele Kohlenhydrate nicht fehlen, wobei es hier allerdings auf die Wahl der richtigen Kohlenhydrate ankommt.

Arten der Kohlenhydrate

Kohlenhydrate kommen entweder in der Form von einfachen Zuckern oder als Verbindungen aus einfachen Zuckern vor. Sie werden in die folgenden drei Gruppen unterteilt:

EINFACHE ZUCKER (MONOSACCHARIDE)	ZWEIFACHZUCKER (DISACCHARIDE)	VIELFACHZUCKER (POLYSACCHARIDE) KOMPLEXE KOHLENHYDRATE
Traubenzucker	Saccharose	Stärke
Fruchtzucker	Laktose	Pektin
Galactose	Maltose	Cellulose

Komplexe Kohlenhydrate müssen zu ihrer Verwertung erst in Einfachzucker aufgespalten werden. Im Gegensatz zu Einfachzucker nimmt ihre

Verdauung somit mehr Zeit in Anspruch und sorgt damit für ein sättigendes Gefühl. Blutzuckerschwankungen bleiben daher aus.

Mono- und Disaccharide werden im menschlichen Organismus sehr schnell verdaut und beeinflussen dementsprechend schnell den Blutzuckerspiegel, indem sie ihn schnell steigern. Sie führen zwar zu einem schnellen, aber nicht lang anhaltenden Sättigungsgefühl. Werden mehr Kohlenhydrate aufgenommen, als der Körper verbrennen und speichern kann, so werden diese Kohlenhydrate in Fett umgewandelt und als Körperfett gespeichert.

Mono- und Disaccharide verursachen Blutzuckerschwankungen im Gegensatz zu Polysaccharide, da diese langsamer abgebaut werden.

Monosaccharide und Disaccharide kommen vor allem in Süßigkeiten und Schokolade vor.

Sie sind meistens (außer Obst) leere Energieträger ohne Vitamine oder Mineralstoffe und bringen den Blutzuckerspiegel damit schnell durcheinander.

Fruchtzucker hat weniger Auswirkungen auf den Insulinspiegel, da er insulinunabhängig verstoffwechselt wird.

- Kohlenhydrate sollten aus Obst und komplexen Kohlenhydraten bezogen werden.

GUTE KOHLENHYDRATE	SCHLECHTE KOHLENHYDRATE
• Werden langsam verdaut • Liefern lange Energie • Hoher Ballaststoffgehalt • Sättigen lange • Natürliche Zucker • Niedriger Insulinspiegel	• Werden schnell verdaut • Liefern kurzzeitig Energie • Geringer Ballaststoffgehalt • Sättigen kurz • Künstlicher Zucker • Hoher Insulinspiegel
BEISPIEL Obst, Kartoffeln, Quinoa, Gemüse	BEISPIEL Weißmehl, Limonade, Schokoriegel

Eiweiße

Eiweiße sind die eigentliche Bausubstanz unseres Organismus. Jede Zelle besteht überwiegend aus Eiweiß und da unser Körper ständig seine Zellen erneuert, benötigt er eine regelmäßige Eiweißzufuhr. Zudem sind Eiweiße bei nicht ausreichender Energiezufuhr durch Kohlenhydrate und Fette auch Energielieferanten. Diesen Prozess gilt es aber zu vermeiden, denn Energiegewinnung aus körpereigenem Eiweiß bedeutet, dass dieses abgebaut wird. Baustoffe werden von unserem Körper aber nie in dem Umfang benötigt, wie es bei Nährstoffen der Fall ist, die der Energielieferung dienen (Kohlenhydrate).

Somit solltest Du versuchen, Deine Mahlzeiten sowohl aus Kohlenhydraten, Fetten als auch aus (hauptsächlich pflanzlichen) Eiweißen zusammenzusetzen, um eine Erhaltung aller Körperfunktionen zu gewährleisten. Proteinquellen können zum Beispiel Linsen, Bohnen, Erbsen, Nüsse, Samen sowie Grünkohl, Pilze und Wildpflanzen sein. Pflanzliche Proteine haben gegenüber tierischen Lebensmitteln den Vorteil, dass sie noch zusätzlich Ballaststoffe und Antioxidantien liefern.

Hinsichtlich der täglichen Eiweißaufnahme empfiehlt die Harvard University Cambridge Erwachsenen pro Tag 0,8 g/kg und orientiert sich hierbei an der amerikanischen Ernährungsempfehlung (RDA). Bei vielen Menschen liegt der Verzehr weit über dieser Empfehlung. Wenn Du bisher viele tierische Produkte gegessen hast, Dich aber nun vernünftig und ausreichend mit pflanzlichen Proteinquellen versorgst, wirst Du Deinen Eiweißbedarf automatisch decken. Bei einem erhöhten Eiweißbedarf kannst Du auch mit pflanzlichen Eiweißpulvern wie Reisprotein supplementieren.

Natürliche vs. künstliche Nährstoffe

Lediglich ein Drittel unserer Lebensmittel bestehen heutzutage aus reinen naturbelassenen Zutaten und zwei Drittel sind industriell verarbeitetet. Bei den natürlichen Lebensmitteln kommt hinzu, dass durch Kochen oder starkes Erhitzen ein großer Teil der Nährstoffe verloren geht. Was bleibt sind leere Kalorien ohne Vitamine, Eiweiße oder Enzyme, die unser Körper dringend für seine Erhaltung benötigen würde. Im Fokus der Lebensmittelindustrie stand die letzten Jahrzehnte anscheinend nicht das Bedürfnis der Bevölkerung nach gesunder Nahrung, sondern die Gewinnoptimierung auf Kosten der Qualität unserer Lebensmittel. Wahrscheinlich ist es Dir auch schon aufgefallen, dass es immer schwieriger geworden ist, sich ausschließlich von frischen und unverarbeiteten Produkten zu ernähren.

Die in Supermärkten hauptsächlich angebotenen künstlichen Lebensmittel verfügen kaum noch über Nährstoffe, dafür aber über reichlich Kalorien. Die Folge: Die meisten Menschen leiden an Müdigkeit und kämpfen mit den Pfunden trotz ausreichender Auswahl an Lebensmitteln – leider minderer Qualität. Im Vordergrund stehen das Aussehen der Produkte, Haltbarkeit und Geschmack, wofür rigoros Abstriche zugunsten unserer Gesundheit gemacht werden. Geschmacksverstärker, die als Glutamat oder Hefeextrakt auf der Verpackung erscheinen, sind an der Tagesordnung. Konservierungsstoffe machen das Produkt haltbar, Farbstoffe werden zur Verschönerung eingesetzt und Aromen machen es schmackhafter. Lass Dich nicht täuschen! Die Tomaten-Tütensuppe schmeckt zwar nach Tomaten, was jedoch meistens auf die Vielzahl zugesetzter chemischer Stoffe zurückzuführen ist.

Die Folgen künstlicher Nährstoffe

Die vielen Zusatzstoffe in den heutigen industriell verarbeiteten Fertiggerichten können unangenehme Folgen für unseren Körper, unser Aussehen und Befinden haben. Kopfschmerzen, Akne sowie Übelkeit sind nur einige der möglichen Konsequenzen. Schlimmstenfalls machen sich die Auswirkungen erst nach Jahren als schwere Krankheit bemerkbar. Längst haben Studien bewiesen, dass zum Beispiel die im Fast Food enthaltenen Transfette nicht nur zu Reizbarkeit und aggressivem Verhalten führen können, sondern auch Konzentrationsprobleme verursachen und die Denkleistung verschlechtern (University of California/Science Daily; 2012). Leicht geraten wir dabei in einen Teufelskreis. Ein Lebensmittel ist umso sinnloser für unseren Körper, desto mehr es verarbeitet wurde. Die Nährstoffe, die unser Körper dringend benötigt, kann er nicht aus den stark denaturierten Nahrungsmitteln ziehen. Ihm fehlen somit weiterhin die Nährstoffe, die er eigentlich benötigt, und verlangt nach mehr. Widerstand zwecklos. Doch damit nicht genug. Wir verlieren unser Gefühl für natürliche Aromen und damit tatsächlich auch den Appetit auf natürliche Lebensmittel. Die Lösung? Je mehr Dein Körper mit Nährstoffen versorgt ist, desto weniger wird er Dich in den Teufelskreis nach „mehr" hineinziehen. Obst und Gemüse versorgen Deinen Körper mit Basen, so dass Dein Körper sein Verlangen nach Mineralien stillen kann, ohne weiterhin Nachschlag zu verlangen. Dies ist häufig der Fall bei künstlichen Süßigkeiten. Mit dem Zeichen „süß" signalisiert Dein Körper eigentlich, dass er nach Vitaminen und Mineralien verlangt – reichlich in süßem Obst vorhanden. In der heutigen Zeit wird dieses Urverlangen nur leider mit denaturierten leeren (nährstoffarmen) Süßigkeiten gestillt, so dass Dein Körper nicht das bekommt, wonach er eigentlich verlangt. Ein Teufelskreislauf beginnt.

Wenn Dein Körper nach etwas Süßem verlangt, dann gib ihm zum Beispiel Obstsalat mit Mandelsplittern, Nüssen und etwas Sahne anstatt einem künstlichen Schokoriegel. Du kannst Dich ohne schlechtes Gewissen daran sattessen. Dein natürliches Sättigungsgefühl wird Dir sagen, wann Du genug hast. Hast Du am Anfang noch Probleme damit, so warte nach einer Portion Obst 5–10 Minuten ab und horche dann nochmal in Dich hinein, ob Du wirklich noch Hunger verspürst.

Schön wäre es, wenn Du mit der Zeit Deinen Obstanteil zu Gunsten von Gemüseportionen reduzieren kannst. In grünen Smoothies lassen sich geschickt Gemüsearten einbauen, die Du ansonsten nicht so gerne isst und bisher erfolgreich ignoriert hast.

Natürlich und frisch ernähren

Daher wählen wir doch in Zukunft lieber, was uns die Natur bietet: unbehandelte und frische oder nur sehr schonend verarbeitete Lebensmittel aus kontrollierter Herkunft. Greifen wir zu frischen Naturprodukten, welche die meisten Nährstoffe und damit alle wichtigen Ballaststoffe, Vitamine und Mineralstoffe enthalten. Der erste Schritt zu gesunder Ernährung wird somit allein dadurch erreicht, indem Du auf schädliche Dinge verzichtest. Der Schritt danach besteht in der Auswahl frischer Produkte. Je frischer, umso mehr gesunde Inhaltsstoffe bleiben Deinem Körper zur Verfügung, um seine Mineralstoffdepots wieder aufzufüllen. Kaufe möglichst unverpackte Lebensmittel und überprüfe die Inhaltsstoffe (besonders der Produkte, für die Werbung gemacht wird). Wenn Du die Inhaltsstoffe auf den Etiketten nicht kennst und nicht aussprechen kannst, lege sie zurück ins Regal. Beim Durchlesen wirst Du feststellen, dass Phosphor und Abwandlungen von Phosphor weitaus häufiger enthalten sind als zum Beispiel Magnesium oder Kalzium. Magnesium und Kalzium sind basenbildend, Phosphor wird säurebildend verstoffwechselt.

Je weniger Zutaten auf der Zutatenliste stehen, desto geringer ist die Verarbeitung.

Zubereitung von Gemüse und Obst

Zu Beginn ist es vielleicht aufwändig für Dich, Gemüse oder Obst zu waschen und zu schneiden, anstatt Dir einfach ein Fertiggericht in den Ofen zu schieben. Mit der Zeit wird es Dir aber zu einer Gewohnheit werden und selbstverständlich erscheinen. Du kannst immer verschiedene möglichst saisonale Gemüsesorten nehmen und unterschiedlich zubereiten und verfeinern. Gemüsegerichte gibt es in allen Variationen und Geschmacksrichtungen, Salate und Eintöpfe ebenfalls. Du benötigst lediglich einen Topf oder eine Pfanne mit etwas (Kokos)Öl und das Ganze ist in ein paar Minuten fertig. Wenn Du Gemüse kochst, so ist ein Dampfgarer eine gute Anschaffung. Ansonsten bitte besser nur dünsten, damit die wertvollen Nährstoffe erhalten bleiben. Gemüse, Obst und Smoothies sind einfach für den jeweiligen Tag vorzubereiten. Smoothies kannst Du in einer Glasflasche mit ins Büro nehmen und dort einige Stunden im Kühlschrank aufbewahren. Oder sie begleiten Dich unterwegs in Deiner Tasche. Obst ist der ideale Snack nebenbei oder lässt sich schnell zu einem Obstsalat verarbeiten.

Saisonales Obst und Gemüse

Du weißt sicherlich schon, dass Du Dir am besten saisonales Obst kaufst. Warum? Diese Produkte sind oft weniger belastet und somit sehr viel gesünder. Meistens wirst Du auch geschmacklich einen Unterschied feststellen. Kürzere Transportwege schonen außerdem die Umwelt.

Vorteile saisonaler Produkte

- Umweltschonend (kurze Transportwege).
- Guter Geschmack (Lebensmittel reifen nicht auf dem Transportweg nach).
- Die gereiften Produkte sind gehaltvoller und damit gesünder.
- Bessere Kontrolle der Lebensmittel durch engen Kontakt von Anbieter und Endverbraucher.
- Günstigere Preise.

Du fragst Dich, welches Obst gerade Saison hat? Im Supermarkt haben wir das ganze Jahr alle möglichen Obst- und Gemüsesorten zur Verfügung und somit vielleicht schon manchmal den Blick für saisonale Ware verloren. Drucke Dir einfach aus dem Internet einen Saisonkalender (z.B. www.regional-saisonal.de/saisonkalender) aus, den Du Dir in die Küche hängen kannst, und schon hast Du immer einen Überblick.

Wenn du aber auf tropische Früchte trotzdem nicht verzichten möchtest, achte besonders auf gute Qualität. Hierfür gibt es spezielle Versandhändler wie Orkos oder Tropenkost.

Obst und Gemüse in Bio-Qualität

Bio-Qualität sollte bei Deinem Einkauf erste Wahl sein, wenn Du es Dir leisten kannst. Die ökologisch erzeugten Lebensmittel werden strenger kontrolliert und verfügen über einen höheren Nährstoffgehalt. Auch wird organischer Dünger statt chemischer Stickstoffdünger verwendet. Versuche saisonale Lebensmittel (der Jahreszeit angepasste Lebensmittel) zu kaufen. In anderen Ländern sind die Lebensmittelkontrollen nicht ebenso streng wie in Deutschland und für den Transportweg werden die Produkte meistens stark mit Chemikalien behandelt.

Wenn Du grundsätzlich bei Deinen Produkten auf Bio-Ware wert legst, ist dies natürlich bereits von Vorteil für Deine Gesundheit. Jedoch sind selbst bei den staatlichen Bio-Siegeln trotz eingeschränkter Anzahl von Zusätzen dennoch sehr viele Stoffe zugelassen, die umstritten sind. Hier kannst Du zusätzlich zum Beispiel auf Demeter-Produkte achten, die noch weitere Kriterien als nur das Mindestmaß des staatlichen Bio-Siegels erfüllen.

Eigentlich ist es überflüssig, Argumente für eine natürliche gesunde Ernährung geben zu müssen. Natürliche frische Lebensmittel liefern uns umfassende Mineralien, Vitamine und gesunde Fette, die wir benötigen, um gesund zu bleiben und unsere Schönheit zu erhalten. Stelle Deinem Körper Qualität zur Verfügung!

Wenn Du das nächste Mal im Supermarkt bist, nimm eine neue Sorte Obst oder Gemüse mit, an der Du sonst vorbeigehst. Grünkohl, Süßkartoffeln, Passionsfrucht, Radieschen und Pastinaken stehen bei vielen Menschen eher selten auf dem Speiseplan.

Höre auf Deinen Körper und gib ihm, was er eigentlich verlangt: Vitamine und Mineralien anstatt leere Kalorien aus künstlichen Industrieriegeln.

Vorbereitungen

Vorbereitung ist das A und O. Statte Deine Küche mit vielfältigen Vorräten aus, so dass Du variieren kannst und nicht in Versuchung kommst, aus mangelnder Vorbereitung zu ungesunden Nahrungsmitteln zu greifen.

Für den kleinen Hunger versuche zum Beispiel Mandeln, Obst oder (frische oder getrocknete) Feigen im Haus zu haben. Dies hilft Dir, kleine Hungerattacken zu überstehen, falls Dir nach Süßigkeiten ist. Obst kannst Du nicht nur einfach so zwischendurch essen, sondern auch zu einem Smoothie verarbeiten oder damit ein Eis herstellen. Ich habe zusätzlich immer Chiasamen (Samen der Chia-Pflanze mit einem besonders hohen Nährstoffgehalt), Leinsamen und Quinoa (glutenfreie Pflanze) im Haus. Diese Vorräte kannst

Du sowohl für die Zubereitung von Snacks, Müsli, Smoothies oder auch als Gebäckzutaten nutzen.

Plane am Abend etwas Zeit ein und überlege Dir, was Du bereits vorbereiten und für den nächsten Tag zurechtlegen kannst, und am Morgen ebenfalls 5–10 Minuten, um die Lebensmittel einzupacken und die letzten Vorbereitungen zu treffen.

Zubehör

Welche Geräte gehören in die gesunde Küche? Für eine basenreiche Ernährung sind keine außergewöhnlichen Anschaffungen notwendig, aber natürlich gibt es immer hilfreiche Küchenhelfer, die ich Dir empfehlen kann. Für Smoothies und Eis sowie andere leckere basenreiche Speisen ist ein Standmixer eine lohnenswerte Anschaffung. Du musst Dir am Anfang keinen der teuersten Hochleistungsmixer kaufen. Achte darauf, dass der Mixer mindestens 400–500 Watt und eine Umdrehung von mindestens 20000 hat. Je mehr Umdrehungen, desto cremiger wird das Ergebnis und desto besser werden die Nährstoffe aufgespalten. Wichtig sind zudem mehrere einander gegenüberstehende Klingen, da sie die Zutaten gründlich und schnell zerkleinern. Auch ist eine herausnehmbare Messereinheit von Bedeutung, damit Du diese gegebenenfalls einzeln austauschen kannst.

Der Standmixer sollte bis zu 2 l Fassungsvermögen haben, wenn Du größere Mengen zubereiten möchtest. Ein wichtiger Punkt ist ebenfalls das Material. Solltest Du keinen Glasbehälter wählen, achtest Du besser auf BPA-freies Plastik. Die Angaben zur Reinigung sind ebenfalls einen Blick wert, sonst verlierst Du bei zu viel Aufwand schnell die Lust an der Zubereitung.

Je nachdem, ob Du Deinen Standmixer nur für Smoothies oder zusätzlich für das Zerkleinern von gefrorenem Obst oder Nüssen und Mandeln verwenden möchtest, prüfe die Herstellerangaben für diese Funktionen sowie weitere folgende Punkte:

- Deckel mit Einfüllöffnung
- Lautstärke
- Herstellergarantie

- Ersatzteile
- Angaben zu toxischen Kunststoffen (z.B. Phthalate, BPA)

Folgende Mixer kann ich empfehlen: NutriBullet, WMF Kult X Standmixer, Bianco, Omniblend, Vitamix.

Was könntest Du noch an Zubehör gebrauchen? Besorge Dir (umweltfreundliche und gesunde) Frischhalteboxen in allen Formen und Farben zum Transportieren und Einlagern (z.B. aus Glas und Edelstahl). Du findest das spießig? Ist aber praktisch und hilfreich. Quinoa, Chiasamen oder Leinsamen können in größeren Mengen für die nächsten Tage vorbereitet werden. Grundsätzlich kannst Du Dir auch abends Dein Frühstück aus Samen und glutenfreien Pflanzen herstellen, auch Overnight Oats genannt: 2 EL Quinoa und/oder Chiasamen mit etwas Vanille oder Zimt in Wasser oder Kokosmilch im Kühlschrank quellen lassen und morgens brauchst Du dann nur noch nach Bedarf ein bisschen Obst ergänzen. Du kannst dies bequem in einer Frischhaltebox mit ins Büro nehmen. Auch Nüsse, Mandeln, basenreiche Muffins, Kokoskugeln oder Trockenobst lassen sich bequem in kleine Behälter abfüllen und als Snack zwischendurch im Büro essen.

Folgende Küchengeräte kann ich Dir zusätzlich empfehlen

Dörrgerät

Mit einem Dörrgerät kannst Du Dir natürliche Lebensmittel ohne künstliche Zusätze schonend haltbar machen und alle wichtigen Nährstoffe erhalten. Ideal zum Beispiel für gesunde Snacks, denn aus Bananen, Mangos oder Ananas kannst Du mit dem Gerät leckere Chips machen.

Crockpot – Langsamkocher

Du möchtest abends nach Hause kommen und warmes Essen haben? Die Lebensmittel kommen morgens in den Topf, das Gerät wird eingeschaltet und wenn Du abends nach Hause kommst, ist Dein Essen fertig. Der Schonkocher gart das Essen über mehrere Stunden bei einer geringen Temperatur von 60–90 Grad und Vitamine sowie Nährstoffe bleiben erhalten. Sicherlich fragst Du Dich, ob Du morgens unbesorgt das Haus verlassen kannst, ohne den Crockpot auszuschalten. Durch die geringe Temperatureinstellung ist der Langsamkocher extra dafür gemacht und verbraucht sogar noch weniger Strom als ein gewöhnlicher Backofen.

Nicer Dicer

Du hast keine Lust, lange zu schnippeln und zu schneiden? Dieser Küchenhelfer hilft Dir schnell und einfach Dein Obst und Gemüse unkompliziert zu würfeln, vierteln, reiben, hobeln oder in Stifte und Scheiben zu schneiden. Die Lebensmittel sind nicht nur schneller zerkleinert, sondern auch viel schneller gar.

Schnellkochtopf

Wer nicht lange schnippeln und schneiden möchte, will auch nicht lange kochen.

Besonders für Hülsenfrüchte oder andere Lebensmittel, die sehr lange gekocht werden müssen, wie zum Beispiel Rote Bete, kann der Schnellkochtopf gut eingesetzt werden. Durch das geschlossene Kochsystem und die kürzere Kochzeit bleiben mit dem Schnellkochtopf sogar etwas mehr Vitalstoffe als beim normalen Kochen erhalten.

Spiralschneider

Für eine gesunde Nudel-Alternative eignen sich besonders Spiralschneider. Diese machen aus Karotten, Auberginen, Zucchini, Kartoffeln oder Kürbis leckere vegane Gemüsenudeln oder tolle Salatvariationen.

Um Dir Deinen Kochalltag noch ein bisschen zu verschönern, kannst Du Dir noch kleine Helferlein wie bunte Obst- und Gemüseschäler oder witzige Teesiebformen kaufen und Deine Küche etwas aufpeppen (www.geschenkidee.de/witzige Küchenaccessoires).

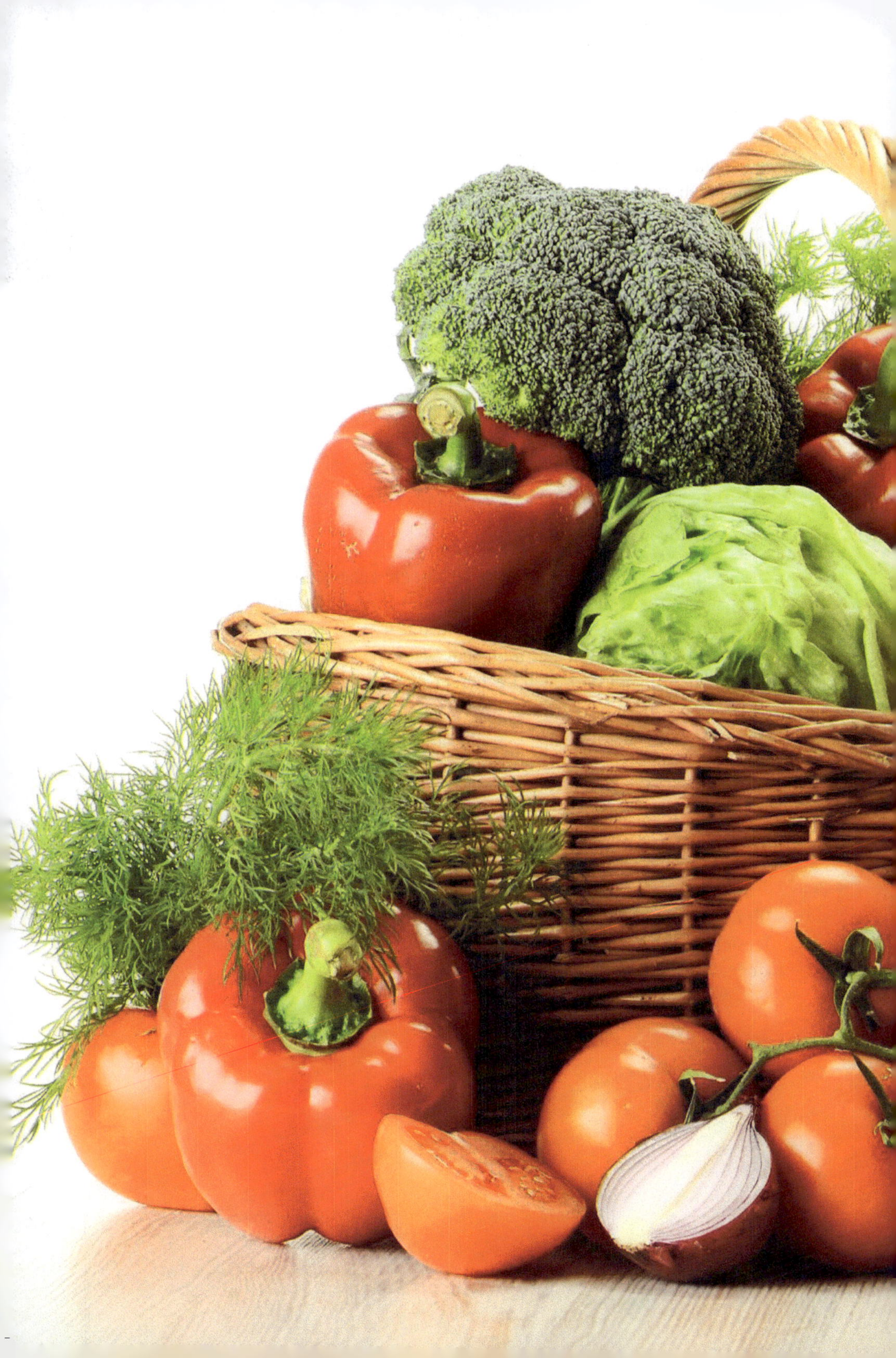

Basenreiche Lebensmittel

Welche basenreichen Lebensmittel kaufst Du ein?

Du kannst eine basenreiche Ernährung hervorragend mit saisonalen Gemüse- und Obstsorten, vielen verschiedenen Kräutern, glutenfreien Pflanzen, kaltgepressten Ölen, Samen, Nüssen und Keimlingen durchführen. Besonders Kartoffeln, Bananen und Avocado sind basenreiche Lebensmittel, die weder teuer noch schwierig zuzubereiten sind. Aus Kartoffeln kannst Du Kartoffelpuffer, Kartoffelsuppe, Kartoffelsalat, Pommes und viele weitere Gerichte zaubern. Auch Bananen sind ein ultimatives Basenfood. Früher mochte ich Bananen nicht so gerne, doch mittlerweile ergänzt die Banane viele meiner Rezepte. Bananen kann ich direkt verzehren, zwischendurch, vorm Sport oder bei der Arbeit. Kein großes Abwaschen, ein Sattmacher, lecker und dazu noch gesunde Kohlenhydrate sowie reichlich Kalium. Wenn Du Dir Bananen kaufst, dann lass Dich bitte von den braunen Pünktchen nicht abschrecken. Im Gegenteil. Dies ist der beste und gesündeste Reifegrad, den die Banane für den Verzehr haben kann.

Hauptverwendungsmöglichkeiten für Bananen

- Für meine Smoothies liefern Bananen mir die Cremigkeit, sowohl bei grünen Smoothies als auch bei Früchteshakes.

- Tiefgefrorene Bananen kommen bei mir mit Vanille und Kakao (roh) oder einfach mit Früchten in einen Mixer und ergeben ein leckeres Eis.

- Obstsalat gibt es bei mir morgens nicht ohne Banane und auch die Soße aus verschiedenen Beeren enthält etwas Banane.

- Mein Eiweißdrink besteht neben Reisprotein, Zimt und Feigen aus einer Banane zur Regeneration nach meinem Training.

- Sonntags gibt es meistens Pancakes aus Buchweizenmehl, die mit einigen Scheiben Bananen im Teig und zusätzlich als Topping unschlagbar sind.

- Schon einmal Bananenmuffins probiert? Seitdem ich diese gesunde Variante entdeckt habe, kann ich nicht mehr ohne (Rezept: Basisch Fit in einer Woche – Rezepte und Problemzonenreduzierung).

- Als leidenschaftlicher Schokoladenjunkie mische ich mir aus Avocados, Bananen und rohem Kakao eine leckere Schokocreme.

- Sommerzeit ist Grillzeit. Die Bananen einfach samt Schale auf den nicht zu heißen Grill legen und wenn sie aufplatzt, etwas rohen Kakao drüberstreuen.

Oftmals wird aber auch gezielt nach zusätzlichen gesunden basenreichen Ersatzprodukten gefragt, die Du in diesem Buch kennenlernst (anstatt Nudeln z.B. Linsen-Spirelli). Alle Alternativen sind lediglich Möglichkeiten und kein Muss. Letztendlich liegt es an Dir, wie weit Du Deine Ernährung umstellen möchtest, welche Produkte Du wählst und welche Produkte Du verträgst. Zu Beginn dauert es, neue Produkte zu testen, Rezepte nach eigenem Geschmack anzupassen und den eigenen Weg zu finden. Zu einigen der Alternativen, die ich in diesem Buch öfter erwähne, möchte ich Dir für ein besseres Verständnis einen kurzen Überblick geben.

Kleines Lexikon basenreicher Alternativen in Deiner Küche

Brottrunk

Brottrunk ist ein Gärgetränk aus Brot, welches durch den Gärvorgang sehr viele gesunde Nährstoffe enthält. Besonders zur Entgiftung und zum Darmaufbau empfohlen.

Buchweizenknäcke

Als Alternative zu Deinem herkömmlichen Brot bieten sich Brote aus glutenfreien Pflanzen wie Buchweizen an. Im Reformhaus findest Du Buchweizenknäcke, auch Blumenbrot genannt. Auch gibt es von der Firma Alvito basenreiche Brote aus Buchweizenmehl. Diese sind keine rein basischen Brote, aber eine gesunde basenreiche Alternative.

Carob Pulver

Carob Pulver wird in der basenreichen Küche zum Beispiel als Ersatz für herkömmliches Kakaopulver genommen. Carob wird aus den Kernen des Johannisbrotbaums gewonnen.

Chiasamen

Die Samen der mexikanischen Chia-Pflanze werden in der basenreichen Küche gerne als Zusatz in Müsli, Smoothies, als Ei-Ersatz oder gemischt mit Pflanzenmilch als Joghurt-Ersatz verwendet. Die Einsatzmöglichkeiten sind unendlich und sehr gesund, da Chia-Samen nicht nur hochwertiges Eiweiß enthalten, sondern auch hochwertige Omega-3-Fettsäuren und überdurchschnittlich viele Nährstoffe liefern.

Delikata

Eine Gewürzmischung aus u.a. Kurkuma, Koriander, Sellerieblatt, Dill, Lauch und Paprika zum Würzen von Speisen.

Erdmandeln

Ein Knollengemüse, das wie Mandeln schmeckt und daher auch seinen Namen hat. Erdmandeln eignen sich hervorragend für ein basenreiches Frühstück in Form von Flocken und liefern neben Eiweiß auch wichtige Ballaststoffe.

Flocken

Im Reformhaus findest Du sehr viele unterschiedliche Flocken von Erdmandelflocken über Kokosflocken, die Du nach Lust und Laune in eine basenreiche Ernährung integrieren kannst (z.B. Müsli).

Garam Masala

Eine indische Gewürzmischung zur Zubereitung von Curry-Speisen.

Gerstengraspulver

Gerstengraspulver wird aus der jungen Gerste gewonnen, noch bevor diese blüht. In diesem Stadium enthält die Gerste ca. 3000 Nährstoffe, die unser Immunsystem stärken und uns mit Vitalstoffen versorgen. Besonders der hohe Chlorophyllanteil ist beim Gerstengras ein besonderes Merkmal, welches zum Beispiel die Bildung neuer Blutzellen unterstützt. In einer basenreichen Ernährung eine sehr gute Möglichkeit, Deinen Körper zu unterstützen.

Ghee

Fett aus geklärter Butter. Besonders im Ayurveda wird Ghee eine heilsame Wirkung zugesprochen. Zum Braten, Backen, Kochen geeignet.

Glutenfreie Pflanzen

Quinoa, Hirse, Buchweizen, Amarant, welche wie herkömmliches Getreide verwendet werden und daher auch Pseudo-Getreide genannt werden. Besonders für Müsli, Aufläufe und als gesunde Beilage geeignet.

Goji- und Acaibeeren

Goji- und Acaibeeren gehören aufgrund ihrer hohen Dichte an Nährstoffen zu den sogenannten Superfoods, welche Du im Reformhaus finden wirst. Diese können für Müsli, Energieriegel oder Smoothies verwendet werden.

Gomasio

Gomasio ist Sesamsalz und eine Alternative, um Dein Essen nicht mehr mit dem herkömmlichen Kochsalz aus dem Supermarkt salzen zu müssen. Aber auch bei Sesamsalz oder Kräutersalz ist es wichtig, darauf zu achten, dass nur natürliche Inhaltsstoffe enthalten sind und nicht zum Beispiel Zusätze wie Glutamat.

Konjak-Nudeln

Konjak-Nudeln werden aus dem Mehl der Konjak-Wurzel hergestellt, ein asiatisches Knollengemüse. Konjak-Nudeln sind fettarm, kohlenhydratarm und basisch.

Linsen-Spirelli

Als Alternative zu herkömmlichen Nudeln gibt es in der basenreichen Ernährung einige glutenfreie Auswahlmöglichkeiten. Linsen-Spirelli, Buchweizennudeln oder Konjak-Nudeln sind zum Beispiel eine gesunde Variante, um Nudeln zu ersetzen.

Lupinenkaffee

Lupinenkaffee ist eine basenreiche Alternative zu Kaffee. Die Lupine wird basisch verstoffwechselt und daher nicht nur als Kaffeealternative, sondern zum Beispiel auch gerne als Fleischersatz oder in Form von Pulver als Eiweißersatz verwendet.

Matcha Tee

Matcha ist gemahlener Grüntee. Das Grünteepulver wird sehr gerne als

Kaffeeersatz verwendet, da es aufgrund der langsam anregenden Wirkung und vielen Antioxidantien eine gesunde Alternative ist.

Morgenstund Müsli

Ein gesundes basenreiches Fertigmüsli von der Firma Peter Jentschura. Eignet sich zum schnellen Aufkochen und auch zum Backen von Plätzchen zu Weihnachten.

Mus – Kokosmus, Cashewmus, Mandelmus

Unterschiedliche Mus-Sorten machen viele Speisen cremiger und süßer und werden gerne für Soßen, Dips oder für Smoothies, Obstsalate und zur Herstellung von basenreichen Süßigkeiten verwendet. Diese kannst Du Dir selbst herstellen oder im Reformhaus und Drogeriemarkt bekommen.

Overnight Oats (ONO)

Unter Overnight Oats werden die Speisen aus glutenfreien Pflanzen und Samen zusammengefasst, die Du Dir am Abend für Dein Frühstück vorbereitest. Wenn Du zum Beispiel Chiasamen oder glutenfreie Pflanzen über Nacht in Wasser oder Pflanzenmilch quellen lässt, um sie am Morgen nur noch schnell mit etwas Obst zu ergänzen, spricht man auch von Overnight Oats.

Pfeilwurzelstärke

Ein glutenfreies Bindemittel aus der tropischen Arrowroot-Knollenpflanze.

Snackriegel

Unter Snackriegeln werden in der basenreichen Ernährung häufig Riegel aus Trockenfrüchten, Samen und Nüssen verstanden. Energieriegel oder Powerriegel sind weitere Bezeichnungen. Hier handelt es sich nicht um künstliche Süßigkeiten, sondern um natürliche Riegel mit Zutaten wie getrockneten Feigen, Datteln, Kokosraspeln, Nüssen und Samen. Diese Riegel gibt es im Reformhaus zu kaufen oder können auch selbst hergestellt werden.

Stevia

Ein pflanzlicher Süßstoff aus der Stevia-Pflanze zum Süßen von zum Beispiel Desserts oder Tee.

Weinsteinpulver

Eine Alternative zu Backpulver. Dieses Backpulver ist ohne Phosphat, welches zu den säurebildenden Mineralien gehört und in Deinem Körper zu Phosphorsäure verstoffwechselt wird.

Wurzelkraft/Pflanzengranulat

Pflanzengranulate bieten sich in einer basenreichen Ernährung besonders zur Auffüllung der Nährstoffdepots an. Sie setzen sich aus vielen unterschiedlichen Pflanzen zusammen und liefern dadurch eine sehr hohe Menge an gut verwertbaren Nährstoffen, die Säuren puffern und unsere Körperfunktionen unterstützen.

Xylit

Ein Zuckeraustauschstoff aus der Birke gewonnen, als gesunde Alternative zu Industriezucker.

Wo kaufst Du ein?

Vielleicht weißt Du nicht, wo Du Deine basenreichen Zutaten einkaufen kannst. Obst und Gemüse kaufst Du am besten auf dem Wochenmarkt oder Obst im Bio-Laden oder Supermarkt. Vorzugsweise immer in Bio-Qualität. Weitere Lebensmittel bekommst Du im Reformhaus und ebenfalls gute günstige Alternativen im Drogeriemarkt. Auch findest Du mittlerweile zum Beispiel Xylit im Supermarkt, was Du aber nicht ohne kritischen Blick auf die Zusatzstoffe einkaufen solltest.

Aber selbst wenn Du im Reformhaus einkaufst, ist es von Vorteil einen Blick auf die Zutatenliste zu werfen. Auch dort findest Du zum Beispiel Mandelmilch sowohl mit als auch ohne Zusätze (die Du natürlich wählen solltest). Einige der Produkte, die ich nutze, stelle ich Dir auf der Seite www.basischfit.de vor. Du bekommst also auch alles bequem im Netz.

SHOP	PRODUKT
Asialaden (AL)	Konjaknudeln
Bioladen/Biomarkt (BM/BL)	Gemüse, Obst, Kokosöl, Snackriegel.
Drogeriemarkt (DM)	Basentee, Dinkelmehl, Kokosöl, Leinsamen, Natron, Sesamcracker, Soßen.
Reformhaus (RH)	Erdmandeln, Basensalz, basisches (z.B. Morgenstund) Müsli, Chiasamen, Gerstengras (z.B. Semenvitae), Gomasio (Sesamsalz), Kichererbsenmehl, Kokosmilch, Kokosmus, Kokosöl, Kokosraspeln, Leinsamen (geschrotet für Müsli/selbstgemachte Cracker), Linsen-Spirelli, Mandeln, Mandelmehl, Mandelmus, Pflanzengranulat, Snackriegel (z.B. Semenvitae, Raw-Bite), Stevia, Superfoods (z.B. Traubenkernextrakt (OPC), Acai, Gojibeeren), Ur-Salz, Xylit.
Supermarkt (SM)	Bio-Gemüse, Bohnen, Champignons, Früchte im Glas (keine Dosen, ungezuckert/ohne Zusätze); Mandeln, Nüsse (natur, ungeröstet, ungesalzen), Oliven (Glas), Tiefkühlgemüse.

Du bist immer noch planlos, was Deinen Einkauf angeht? Zunächst überlege Dir, was Du die nächsten Tage essen möchtest, und notiere Dir, welche Zutaten Du im Supermarkt, welche im Reformhaus und/oder auf dem Wochenmarkt bekommst. Mit einer strukturierten Liste wirst Du am Anfang nicht ziellos, sondern organisiert Deine Einkäufe erledigen, solange die Zutaten Dir noch nicht vertraut sind.

Schreibe Dir in den nächsten Wochen sofort auf, wenn Deine Lebensmittel zur Neige gehen, so musst Du nicht vor jedem Einkauf eine Bestandsaufnahme in Deiner Küchen machen. Diese Liste kannst Du Dir in einen Küchenschrank legen oder mit einem Magneten an Deinem Kühlschrank befestigen. So wirst Du auch ein Gefühl dafür bekommen, wie lange sich die einzelnen Lebensmittel halten und von welchen Du mehr und weniger verzehrst. Der eine isst lieber ein paar Tomaten mehr und dafür weniger Gurken oder ersetzt Müsli am Morgen lieber durch einen Obstsalat. Tausche die Lebensmittel untereinander aus, finde heraus, was Du magst und was Dir guttut. Dein Essensplan soll basenüberschüssig sein, aber nicht starr und nach festen Regeln mit Dingen, die Du nicht gerne isst. Wenn Du Dir beim Kochen mit den Mengen der basenreichen Lebensmittel unsicher bist, kaufe Dir eine Lebensmittelwaage, um Deine Portionen einschätzen zu können.

Einige der folgenden Produkte könnten Deine Einkaufsliste und damit in Deinem Vorratsschrank enthalten sein:

Brot

Essener Brot (Bäcker, Internet, selbstgemacht), Leinsamenknäcke (selbstgemacht, RH, BM).

Getränke

Basischer Tee (RH, DM), Brottrunk (SM, DM, BM, RH), Lupinenkaffee (RH), Matchatee (RH).

Gewürze

Delikata (pikante Mischung/RH), Carob Pulver, Gomasio (Sesamsalz/RH), Garam Masala (Currymischung/RH)

Kakao

(roh/BM), Kardamom (RH), Ur-Salz (RH), Vanillepulver, Zimt.

Glutenfreie Pflanzen

Amarant, Buchweizen, Hirse, Quinoa (RH).

Knabbereien

Mandeln (RH, SM, DM), Sonnenblumenkerne (RH, SM), Studentenfutter (RH, SM), Trockenobst (Datteln, Feigen (ungeschwefelt)/RH).

Mehl

Buchweizenmehl (RH, BM, DM), Kichererbsenmehl (RH, BM, DM), Mandelmehl (RH, BM)

Milchprodukte

Haselnussmilch, Kokosmilch, Mandelmilch, Macadamiamilch (RH, BM, selbstgemacht).

Öl (kaltgepresst)

Kokosöl, Leinsamöl, Sesamöl (RH, DM).

Proteine

Gerstengras (RH), Hanfsamen (RH), Hülsenfrüchte (SM), Mandeln (SM, RH, DM), Proteinpulver (pflanzlich: Reisprotein, Hanfprotein, Lupineneiweiß).

Superfoods

Gerstengraspulver (RH), Gojibeeren (RH), Pflanzengranulat (RH), Traubenkernextrakt (OPC).

Speziell für die Verfeinerung von Snacks, Smoothies und Mahlzeiten kannst Du folgende Zutaten nutzen:

Getrocknete Früchte

Für Zwischendurch oder Feigen und Datteln als Zutat in Eis und Smoothies (RH).

Kakao Nibs

Lecker in Eis und Snackriegeln.

Kräuter

Minze, Pfefferminz, Petersilie, Kresse – bei meinem Wocheneinkauf kommen immer frische Kräuter in den Korb. Minze, um meine Smoothies aufzupeppen, Petersilie und Kresse für meine Salatsoßen.

Superfoods-Pulver (RH)

Diese Produkte gibt es mittlerweile in allen Formen und Farben zum Beispiel Rote Bete Pulver (gibt Smoothies eine unschlagbare Farbe), Matcha Pulver (für den Energiekick als Morgentee), Pulver aus Acai-Beeren, Hagebutte und Traubenkernmehl für eine extra Portion Antioxidantien in Deinem Smoothie.

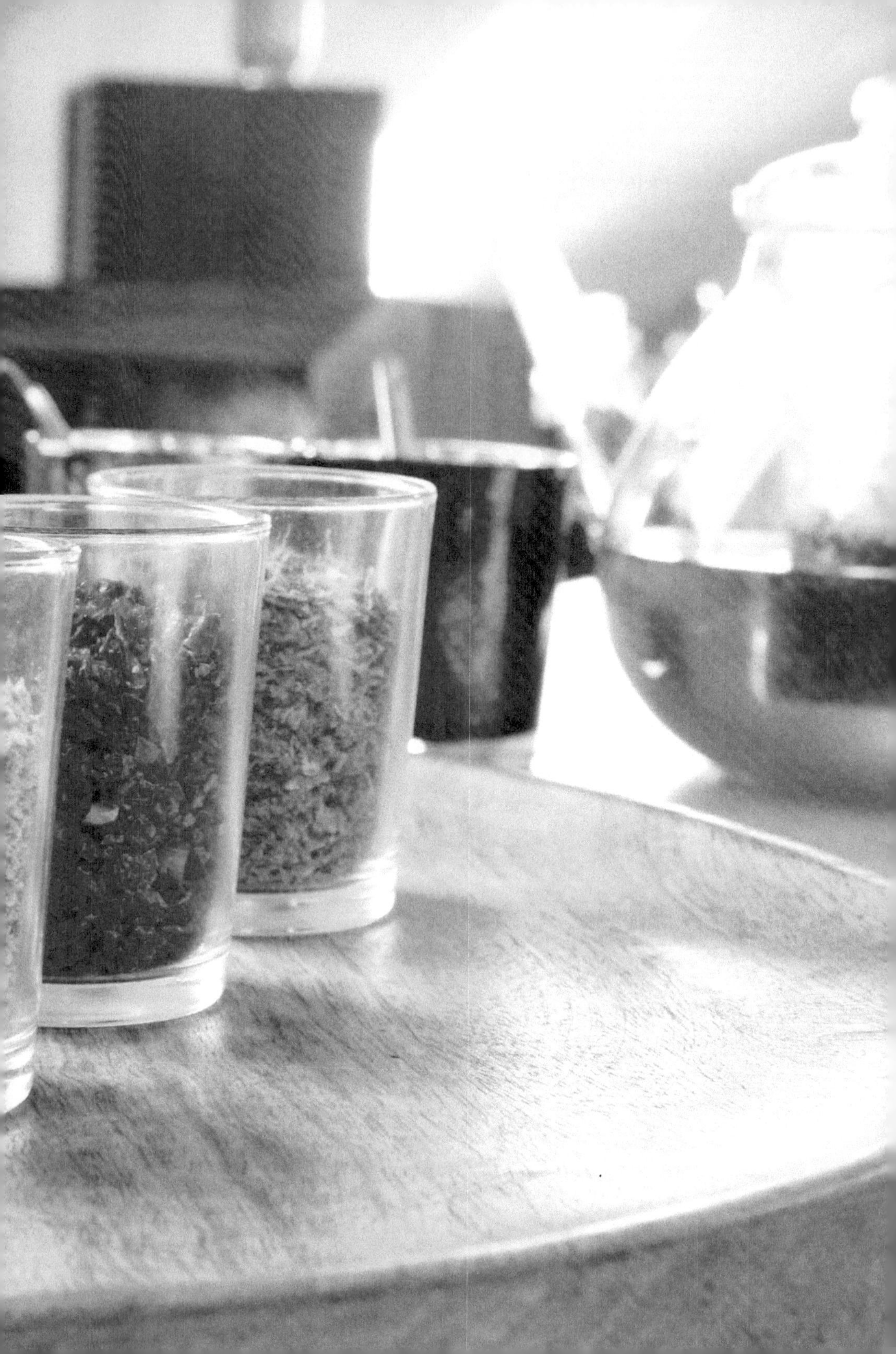

Dein Alltag Deine Lebensmittel

Darauf solltest Du achten: Tierische Milchprodukte, Fisch und Fleisch bestenfalls meiden, ansonsten max. 2-mal pro Woche und immer mit basenreichen Lebensmitteln kombinieren (80/20). Je mehr tierische Produkte Du isst, desto mehr Säuren bilden sich in Deinem Körper.

Wie sieht Dein basenreicher Alltag aus? Ersetzen solltest Du ab jetzt Weizen, Industriezucker, Fast Food, Softdrinks, Alkohol und Fertiggerichte. Anstatt Getreide kannst Du glutenfreie Pflanzen wie Amarant, Hirse, Buchweizen und Quinoa (auch Pseudogetreide genannt) wählen. Als Getränkealternativen stehen Dir zum Beispiel folgende Möglichkeiten zur Auswahl:

- Wasser (still und mineralarm)
- Brottrunk (gerne verdünnt mit Wasser)
- Basische Tees
- Birkenwasser
- Kokoswasser
- Ingwerwasser (bei Bedarf gesüßt mit Steviablättern).

Anstatt herkömmlicher Milch und Joghurt kannst du Kokosmilch, Mandelmilch, Sahne oder Sahnequark verwenden. Vegetarier können Fisch und Fleisch mit Tofu ersetzen oder z.B. Bratlinge aus Kichererbsen probieren.

Dies bedeutet:

Hauptsächlich:
Gemüse und Obst, Kartoffeln, Nüsse, Samen

Beilagen:
1–2 Mal pro Woche Fleisch und Fisch, Tofu, Hülsenfrüchte

Tabu:
Fast Food, Zucker, Konservierungsstoffe, Zusatzstoffe, weißes Mehl, Transfette, Geschmacksverstärker

Du willst Deinen Körper verändern? Verändere Deine Ernährung

- Versuche Quinoa, Chiasamen, Amarant oder Chips aus Süßkartoffeln.
- Experimentiere mit neuen Lebensmitteln und finde Deine eigenen Favoriten, die Dir schmecken und dazu noch gesund sind.

Du fragst Dich jetzt sicher, wie nun konkret Dein Tag mit basenreichen Lebensmitteln aussieht. Dafür habe ich Dir einen kleinen Überblick aufgestellt, wie ein Tag mit einem basenüberschüssigen Lifestyle gestaltet werden kann.

Morgens

Als basenreiches Frühstück kannst Du einen Obstsalat aus allen Obstsorten (je nach Verträglichkeit) wählen. Ein reiner Obstsalat ist der beste Start in den Morgen. Vormittags befindet sich Dein Körper in der Ausscheidungsphase und Obst unterstützt diesen Prozess durch seinen hohen Wasser- und Nährstoffgehalt. Hinzu kommt, dass Obst sehr schnell verdaut wird. Bist Du keine Rohkost gewohnt, beginne mit maximal 2–3 Obstsorten, die Du auch für eine bessere Verträglichkeit raspeln kannst. Nach und nach kannst Du verschiedene Toppings integrieren. Als Toppings bieten sich Kokosraspeln, Trockenfrüchte, Mandeln, Erdmandelflocken und Gewürzen wie Zimt oder Vanille an. Eine weitere gesunde Alternative am Morgen ist ein leichter (oder gehaltvoller) Smoothie.

Vielleicht bist Du bisher Brot zum Frühstück gewohnt und suchst hierfür einen gesunden Ersatz. Brot gilt als Säurebildner und besonders am Morgen in der Entgiftungsphase hemmen Säurebildner den Ausscheidungsprozess. Wenn Du aber nach Deinem Obstsalat oder Smoothie noch Hunger hast, kannst Du 45 Minuten später zum Beispiel noch ein kleines (warmes) Müsli aus glutenfreien Pflanzen essen. Achte darauf, Dir Dein Müsli selbst zusammenzustellen oder die Zutatenlisten bei gekauften basischen Müsli genau zu lesen. Die meisten Müsli (auch aus dem Reformhaus) sind mit Zucker und Zusatzstoffen ergänzt.

Wenn Du es morgens lieber deftig magst, wähle z.B. asiatische Suppen oder ab und zu mal Pancakes aus Buchweizenmehl.

Besonders Kaffee solltest Du einschränken, der als Säurebildner gilt und damit Deinem Körper Mineralien entzieht.

- Eine Alternative zu Kaffee ist zum Beispiel Lupinenkaffee.
- Andere alternative Koffeeinquellen sind Ginseng-Tee und Matcha-Tee.
- Wenn Du auf Kaffee nicht vollkommen verzichten möchtest, probiere doch etwas Kardamom dazu. Kardamom bindet die schädlichen Säuren und macht das Getränk bekömmlicher.

Mittags

Wenn Du mittags Hunger bekommst, bieten sich verschiedene Salate und Gemüse mit Kartoffeln, basischen Bratkartoffeln, Salat mit Bratlingen oder Tofu als Alternative an. Auch kannst Du reduziert 1- bis 2-mal pro Woche Fisch- oder Fleischvariationen ergänzen oder pflanzliche Eiweißquellen aus Bohnen und Linsen wählen.

Abends

Ob Du mittags oder abends warm isst, bleibt Dir überlassen. Nur bei Rohkost solltest Du Dich abends zurückhalten. Am Abend können Mahlzeiten in Form von gedünstetem Gemüse und basischen Suppen auf Deinem Speiseplan stehen. Zu diesen Basenbildnern kombiniere, wenn Du magst, Eiweißbeilagen wie Tofu, reduziert Fisch oder Fleisch.

> Um einen Überblick über Nährwerte zu bekommen, gibt es einige gute Seiten im Netz, ich nutze: www.fddb.info

Entscheide Dich für Lebensmittel, die in Deinem Körper möglichst nicht oder nur wenige Säuren bilden. Stärkeprodukte wie Hülsenfrüchte enthalten im Gegensatz zu Fleisch, Geflügel, Fisch und Eiern viele basisch wirkende Mineralstoffe, so dass ihre säureliefernde Wirkung geringer ist.

Wenn Du Dich gesünder ernährst, hilfst Du Deinem Körper bereits automatisch, sich von Giften und Säuren zu befreien, was Du noch durch Entgiftungsmaßnahmen unterstützen kannst. Bis Dein Körper sich jedoch wieder erholt hat, kann es je nach Ausgangslage Wochen oder sogar Monate dauern. Du solltest Dich hiervon aber nicht abschrecken lassen, sondern lediglich ein Gefühl dafür bekommen, dass Dein Körper nach vielleicht jahrelanger Fehlernährung ebenfalls einige Zeit benötigt, um sich wieder ausreichend zu regenerieren. Gib ihm die Zeit, die er braucht. Vielleicht fühlst Du Dich sofort nach ein paar Tagen besser, vielleicht bemerkst Du aber auch in der ersten Zeit eine Verschlimmerung Deiner Haut oder Kopfschmerzen, was lediglich Zeichen sind, dass Dein Körper anfängt, sich zu reinigen. Der Verlauf ist bei jedem Menschen unterschiedlich. Nach den ersten vier Wochen wirst Du aber die erste Hürde geschafft haben und durch Deine persönlichen Erfolge motiviert sein, Dich weiterhin basenreich zu ernähren.

Basenüberschüssige Ernährung im Alltag

An folgendem Beispiel siehst Du, wie eine basenüberschüssige Ernährung in Deinem Alltag aussehen könnte. Am Anfang findest Du auch einen Plan, in den Du eintragen kannst, was Du tagsüber zu Dir genommen hast, um ein Gefühl für Deine Speisen zu bekommen.

In Deinem Speiseplan sind 1- bis 2-mal pro Woche Fisch oder Fleisch erlaubt. Wichtig ist, dass diese immer mit Basenspendern kombiniert werden. Somit sind Deine Mahlzeiten mit einem Verhältnis von 80/20 immer noch basenüberschüssig.

Die Mahlzeiten sind natürlich untereinander austauschbar. Wichtig ist grundsätzlich, dass die basenreichen Lebensmittel auf Deinem Teller überwiegen und Du lernst, künstliche Produkte zu ersetzen.

Als Vegetarier oder Veganer kannst Du tierischen Beilagen vollkommen weglassen und ersetzen. Die meisten basenreichen Lebensmittel sind sowieso vegetarisch/vegan, da viel Gemüse, Obst und Hülsenfrüchte auf Deinem täglichen Speiseplan stehen. Ergänze Deine Gerichte anstatt mit Fleisch und Fisch einfach mit Tofu, Sojamedaillons, Bohnen und Linsen.

Mahlzeit	Essen und Trinken Wie viel? Was?	Tee	Stimmung	Bemerkung	Sport	Basenbad
Frühstück						
Vormittag						
Mittag						
Nachmittag						
Abend						

Der folgende Plan gibt Dir Anregungen, wie Du Dich basenüberschüssig ernähren kannst.

Tag	Morgen	Vormittag	Mittag	Nachmittag	Abend	ToDo
1	BT; Obstsalat mit Kokossahne; NEM	1 Apfel; Mandeln	Gefüllte Paprika mit Hirse; NEM	1 Banane; 1 Handvoll Erdbeeren und Blaubeeren	Basische Gemüsebrühe	30 Min. Bewegung
2	Ingwertee; Basenreiches Müsli; NEM	BT Chiapudding	Hülsenfrüchte nach Wahl mit Kartoffeln in Ghee und Petersilie, dazu mediterranes Gemüse; NEM	Gemüsesticks mit veganer Paste als Dip	Gemüsesuppe	Basenbad

BT: Basentee (Reformhaus)

NEM: Nahrungsergänzungsmittel bei Bedarf nach Absprache mit Deinem Arzt oder Heilpraktiker

Ob Du Superfoods / Nahrungsergänzungsmittel zu Dir nehmen möchtest, bleibt Dir überlassen. Heilpraktiker und Ärzte auf Naturheilbasis können Dir aufgrund Deiner persönlichen Ausgangslage bei der Auswahl helfen.

Tag	Morgen	Vormittag	Mittag	Nachmittag	Abend	ToDo
3/5	BT; Buchweizen-knäcke und veganer Brotaufstrich; NEM	BT; Smoothie	BT; Antipasti mit od. ohne Parma-schinken; NEM	Smoothie oder Kokosbällchen	Leinsamen Cracker mit Tomaten, Zwiebeln und Kresse	30 Min. Bewegung
4	BT; Apfelomelett; NEM	BT; Trockenobst (Feigen, Datteln)	BT; Kartoffelauflauf; NEM	Obst; Trockenobstriegel	Pilzpfanne	

Versuche Bewegung und basische Bäder in Deinen Alltag zu integrieren. Mehr zu den basischen Anwendungen findest Du unter dem Kapitel Entgiftung. Beginne lieber langsam und kurz mit Deinen Fitnessübungen, dafür aber regelmäßig, anstatt lange intensive Einheiten nur über ein paar Wochen zu machen.

6	BT; Grüner Smoothie; NEM	BT; Nussriegel oder Obst	BT; Salat mit Quinoa; NEM	BT; Grüner Smoothie	Indisches Gemüse	Fußbad
7	BT; Overnight Oats; NEM	BT; Obst	BT; Basische Bratkartoffeln; NEM	Basisches Eis	Ofengemüse mit Kichererbsen Bratlingen; Gemüsechips oder Mandelchips	45 Min. Bewegung

Da dieses Buch kein Rezeptbuch ist und bereits Rezeptanregungen für den Einstieg enthält, sind die Rezepte zu obigen Speisen für Dich im Mitgliederbereich auf der Basisch Fit Homepage www.basischfit.com aufgeführt. Auf Nachfrage (info@basischfit.de) bekommst Du Dein Kennwort für weitere Tipps im Mitgliederbereich.

Basenreiche Alternativen

Im folgenden Abschnitt möchte ich Dir einige Alternativen genauer aufzeigen, die Du in einer basenreichen Ernährung verwenden kannst.

Brot

Brot gilt, besonders in verarbeiteter Form aus dem Supermarkt, als Säurebildner. Die heutigen Brotsorten sind züchterisch verändert und optimiert. Aufgrund des dadurch sehr hohen Glutengehalts und der stark verarbeiteten Form mit vielen Konservierungsstoffen wird Getreide heutzutage meistens nicht mehr vertragen und ist alles andere als gesund. Gluten ist ein Klebereiweiß, welcher für die Backeigenschaft verantwortlich ist. Je mehr Gluten, desto besser die Backeigenschaft. Wenn Du zu Getreide greifst, dann achte auf Ur-Getreide von Familienbetrieben aus Bio-Anbauverbänden (z.B. Demeter), welche noch Brotsorten wie Einkorn und Emmer anbieten oder Ur-Dinkel. Diese enthalten zwar ebenfalls Gluten, sind aber durch ihre unveränderte Ursprungsform gesünder und besser verträglich. Auch wenn diese Ur-Getreide noch gesunde Nährstoffe enthalten, sind sie allerdings nicht basisch und sollten nur in Maßen, als Beilage, gegessen werden.

Eine zusätzliche ausgefallene Alternative zu Brot wäre, einfach dünne Süßkartoffelscheiben in Deinem Toaster zu toasten. Dein Süßkartoffel-Toast kannst Du dann zum Beispiel mit Avocado oder Cashewmus bestreichen und nach Herzenslust mit gesunden Beilagen ergänzen.

In der basenüberschüssigen Ernährung werden bevorzugt selbsthergestellte Brote, zum Beispiel aus Buchweizenmehl oder Mandelmehl, empfohlen. Allerdings auch nicht als Hauptnahrungsmittel, sondern ebenfalls in Maßen. Im Reformhaus findest Du ebenfalls Brote aus diesen Mehlsorten, so zum Beispiel das Buchweizenknäcke, auch bekannt unter dem Namen Blumenbrot.

Weder Ur-Getreide noch Pseudogetreide wie Amarant und Buchweizen sind basisch, diese Sorten gehören zu den leichten Säurebildnern. Als basisches Brot gelten nur Brote aus Keimlingen. Statt aus Mehl besteht das Brot aus gekeimtem Getreide, welches basisch ist. Während des Keimens werden ungesunde Proteine zu leicht verwertbaren Eiweißbausteinen umgebaut und es bilden sich wertvolle Mineralien. Sehr bekannt ist das sogenannte Essener Keimling Brot.

Wenn Du Dein Brot nicht selbst backen möchtest, kannst Du im Netz sowohl das Essener Brot als auch andere gesunde Brotsorten aus Keimlingen bestellen (www.lebenskeimbrot.de).

Brotaufstrich

Auch für Brotaufstriche lassen sich gute gesunde Alternativen finden, ob nun für Butter oder Marmelade:

Avocadopaste

½ Avocado mit etwas Zitronensaft, nach Geschmack Salz und Pfeffer mischen und zu einer Paste rühren.

Butter

Als Butteralternative kannst Du 1 EL Mandelmus (weiß) mit 1 TL Zitronensaft und einer Prise Salz mischen.

Oder

Olivenbutter / Mandelbutter

100 ml Oliven- oder Mandelöl mit etwas Salz nach Geschmack mischen und gefrieren lassen.

Hummus

250 g Kichererbsen über Nacht einweichen und zusammen mit 4 EL Sesampaste (Reformhaus), 1 TL Zitronensaft, 1 gepressten Knoblauchzehe und 1 Prise Salz in einen Standmixer geben und cre-

mig pürieren. Mit etwas Olivenöl übergießen und nach Geschmack pfeffern.

Marmelade

1 Handvoll Erdbeeren, Himbeeren oder Heidelbeeren, 2 EL Chiasamen, 3 EL Xylit (oder Kokosblütenzucker oder minimal etwas Stevia).

Obst in einem Topf mit Xylit und etwas Wasser aufkochen. Nach dem Abkühlen mit den Chiasamen pürieren. Die Marmelade kannst Du dann in Gläser abfüllen.

Würziger Aufstrich

2 EL Olivenöl, 1–2 TL Wasser, 1 TL Balsamico, Gewürze nach Wahl, 1 TL Mandelmus und ½ Avocado ergeben einen würzigen Aufstrich auf Dein Brot.

Käse vegan

Du suchst einen Käseersatz? Diesen kannst Du sehr leicht mit etwas Mandelmus oder Cashewkernen selbst machen.

Käse aus Cashewkernen oder Mandelmus

Je nach Bedarfsmenge mixt Du weißes Mandelmus (Reformhaus) im Verhältnis 1:2 mit Wasser und schmeckst die Mischung mit Salz und Pfeffer ab. Diese Mischung kannst Du zum Überbacken und zum Andicken ausprobieren, als Käse- und auch Sahneersatz. Über dem Gemüseauflauf im Backofen ergibt es eine krosse Kruste.

Auch kannst Du Cashews mahlen und zusammen mit etwas Wasser, Salz und Pfeffer anrühren und anstatt Käse über Deine Pizza geben.

Mandelmus selbst herstellen

Mandelmus kannst Du natürlich auch selbst herstellen. Mandeln über Nacht einweichen (100 g auf 1 l), abgießen und die Mandeln mit 1 EL Öl sehr lange (20 Minuten mindestens) in einer leistungsstarken Küchenmaschine zu einer cremigen Masse rühren.

Getränke

Wie viel Deiner täglichen Flüssigkeitszufuhr besteht aus neutralen Flüssigkeiten? Morgens einen Kaffee? Im Büro eine kleine Limo? Nachmittags einen Milchkaffee und abends ein Glas Wein? Dies sind alles keine neutralen Flüssigkeiten, die Deinen Körper entgiften, sondern zusätzlich belasten. Täglich 1,5 bis 2 Liter mineralarmes stilles Wasser über den Tag verteilt ist machbar und nach einigen Wochen (nicht Tagen) wird sich der Unterschied dieser Regelmäßigkeit positiv bemerkbar machen. Dein Körper wird bei der Ausscheidung von Stoffwechselresten unterstützt und auch Dein Denkvermögen positiv beeinflusst (King's College/Human Brain Mapping, 2010).

Als Getränk steht Dir also in erster Linie stilles mineralarmes Wasser zur Verfügung und daneben zum Beispiel noch Gemüsesäfte, Matcha Tee, Ingwerwasser, Detoxwasser (Wasser mit frischen Früchten), pflanzliche Milch oder Smoothies zur Auswahl.

- Um Deinen Flüssigkeitsbedarf zu decken, sollte Wasser ganz oben auf Deiner Liste stehen.
- Wasser kannst Du durch Obst etwas Geschmack verleihen.
- Basischer Tee hilft Dir tagsüber zu entschlacken.
- Reine Fruchtsäfte und pflanzliche Milch kannst Du in Maßen in Deine Ernährung integrieren.
- Smoothies können je nach Gehalt auch als kleine Mahlzeit gelten.

Getränke aus Wasser

Brottrunkschorle

Ich möchte Dir explizit den Brottrunk ans Herz legen. Du kannst den Brottrunk mit Wasser oder naturtrübem Apfelsaft verdünnen, was ich Dir wegen des sauren Geschmacks empfehle. Den Brottrunk bekommst Du günstig in einem Drogeriemarkt oder etwas teurer auch im Supermarkt.
Das Getränk ist mit seinen Brotsäurebakterien stoffwechselanregend und besonders bei Hauterkrankungen zu empfehlen. Es hilft bei der Darmsanierung (Studie von Dipl. oec. Troph. Sonja Carlsson, 2008) und wirkt sich somit positiv auf den gesamten Organismus

aus. Die gesundheitsfördernden Wirkungen von Brottrunk konnten durch zahlreiche weitere Studien belegt werden (Malteser Klinik v. Weckbecker, Bad Brückenau/PubMed 2006). Zusätzlich wird dieser Gesundheitsbooster noch gesteigert, indem ihm Fermentgetreide hinzugemischt wird, das Du bei der Firma „Kanne" bestellen kannst oder auch im Reformhaus oder in einem Bioladen findest. Brottrunk gemischt mit kohlensäurearmem Wasser und etwas Honig oder Steviablättern ist ein gutes gesundes Erfrischungsgetränk.

Detoxwasser

Grundsätzlich kannst Du Dein Wasser mit allen möglichen Geschmackssorten natürlicher Früchte verfeinern. Nimm eine Karaffe mit Wasser und fülle diese mit Blaubeeren, Erdbeeren und vielleicht ein bisschen Minze. Die Mischung über Nacht im Kühlschrank ziehen lassen und schon hast Du morgens Dein Erfrischungsgetränk.

Grapefruitwasser

Einfach den Saft einer Grapefruit mit Wasser mischen und etwas Vanille und Zimt dazu und schon hast Du Wasser mit einem leckeren Geschmack. Verwendest Du kohlensäurearmes Wasser, so kommt das Getränk einer herkömmlichen Apfelschorle gleich. Fast.

Ingwerwasser

Schneide ein kleines Stück von einer Ingwerknolle ab und übergieße dies mit einem Liter heißem Wasser. 20 Minuten ziehen lassen und bei Bedarf mit etwas Stevia oder Honig süßen. In dieser Kombination ist besonders der Manuka-Honig hervorzuheben, der das Getränk nicht nur versüßt, sondern auch die Wirkung des Ingwers verstärkt. Manuka-Honig wird aus dem Blüten-Nektar des neuseeländischen Manuka-Strauches gewonnen und enthält einen besonders hohen Anteil von Methylglyoxal (MGO), welches stark antibakteriell wirkt. Beim Kauf ist es wichtig, auf den MGO-Gehalt zu achten, der zwischen 100 und 550 variiert. Bei einem Wert von 400 kann von einer sehr guten Qualität ausgegangen werden. Solltest Du auf der Verpackung auf UMF (Unique Manuka Factor)-Werte stoßen, so handelt es sich hierbei um einen in Neuseeland abgefüllten Honig. Hier werden Werte zwischen 10 und 25 angegeben, wobei ein UMF-Wert von 20 einem MGO-Gehalt von 400 entspricht. Das Methylglyoxal ist hitzebeständig und der Honig somit ideal für Heißgetränke geeignet.

Zitronen-Limo

Wenn Du ein paar Limetten oder Zitronensaft mit kohlensäurearmem Wasser und einer kleinen Prise Stevia mixt, hast Du einen guten Limo-Ersatz.

Kaffee

Die meisten Menschen haben Probleme, auf ihren Kaffee zu verzichten. Gehörst Du zu den Koffein-Junkies oder zu den Gelegenheits-Latte-Macchiato-Trinkern? Kaffee ist ein kontrovers diskutiertes Thema und auch hier heißt es, die Dosis macht das Gift. Kaffee gilt als ein starker Säurebildner, womit ein Verzicht somit sicherlich keine Nachteile bringen würde. Hier muss aber nicht überstürzt gehandelt werden und eine Umstellung auf andere Getränke kann Schritt für Schritt vorgenommen werden. Du kannst die Anzahl der Tassen Kaffee zum Beispiel nach und nach durch einen Kräutertee oder vielleicht einen Matcha Latte ersetzen. Matcha Tee ist eine gute Alternative, enthält dieser zu Pulver gemahlene Grüntee neben Koffein einen überdurchschnittlich hohen Anteil besonders gesundheitsfördernder Nährstoffe (University of Colorado/Journal of Chromatography; 2003). Im Vergleich zum Kaffee ist die nur langsam ansteigende und damit anhaltende Wirkung besonders hervorzuheben. Mit etwas Mandelmilch oder einer anderen pflanzlichen Milch zauberst Du Dir schnell einen leckeren Matcha Latte.

Wenn Du auf Kaffee überhaupt nicht verzichten möchtest, kannst Du auch etwas Kardamom in Dein Getränk mischen. Das Gewürz bindet die Säure und macht den Kaffee bekömmlicher. Fühlst Du Dich nach dem ersten Versuchstag ohne Deinen Kaffee sehr erschöpft, sind dies mögliche Konsequenzen des Entzugs. Dieser könnte Deinem Körper zu schaffen machen und 1–2 Tage zu Kopfschmerzen führen.

Matcha Tee – Deine Kaffee-Alternative

Das pulverisierte Getränk ist reich an Aminosäuren, Antioxidantien, Eisen sowie Kalzium und aufgrund des sehr hohen Koffeingehalts bestens als Wachmacher geeignet. Du kannst den Matcha mit Kokos- oder Mandelmilch aufpeppen.

Milch

Tierische Milch kann durch Hormone sowie Antibiotika belastet sein und ist daher nicht unbedingt zuträglich für Deine Gesundheit. Auch gibt es mittlerweile mehrere Studien über die schädliche Wirkung von Milch (Channing Laboratory, Boston, Mass./PubMed 1997). Informiere Dich genauer über dieses Thema und vielleicht probierst Du einfach mal aus, ob pflanzliche Milch eine Alternative für Dich sein könnte. Herkömmliche Milch kannst Du wunderbar durch Pflanzenmilch ersetzen. Diese ist auch ganz leicht herzustellen, ansonsten bekommst Du im Reformhaus Kokos-Reismilch, Nussmilch und Sojamilch in allen Variationen.
Anhand der Mandelmilch möchte ich Dir kurz aufzeigen, wie einfach Du Pflanzenmilch selbst herstellen kannst. Mandelmilch kannst Du Dir aber natürlich auch in jedem Reformhaus kaufen. Jedoch solltest Du darauf achten, dass die Mandelmilch frei von Zusätzen ist (z.B. kein Maltodextrin enthält).

Mandelmilch selbst hergestellt

Mandelmilch enthält Magnesium, Vitamin E (besonders gut für die Haut), Selen sowie Kalium.

Mixer, Sieb, ein Wäschenetz (DM), eine Karaffe, 100 g Mandeln, 1 l Wasser.

Verfeinern und versüßen kannst Du die Milch mit Datteln, Stevia, Vanille, Muskatnuss, Kakaopulver (roh) oder Zimt. Kakaopulver kannst Du Dir im Internet bestellen. Achte dabei auf Bio-Rohkostqualität, damit das Pulver noch alle wichtigen Nährstoffe enthält.
Mandeln über Nacht in einem Liter Wasser aufweichen. Am nächsten Tag die Mandeln in ein Sieb abfüllen und kurz abwaschen. Die Mandeln mit einem Liter Wasser nun in einen Mixer geben und vermischen, bis alles eine einheitliche Flüssigkeit ergibt. Jetzt kannst Du die Mischung durch das Tuch in eine Karaffe abseihen oder durch ein Sieb abgießen. Das Tuch gut auswringen und fertig. Das restliche Mandelmus kannst Du in Dein Müsli geben oder als Mehl verwenden.

Die Milch passt zu Obst, Müsli, zum Kaffee oder zum Backen. Auch eignet sie sich für einen Milchshake. Am besten in eine Glasflasche abfüllen und innerhalb von 2–3 Tagen verbrauchen.

Smoothies

Smoothies können je nach Zubereitung sehr deftig sein und daher auch als Mahlzeitersatz zum Beispiel über den Vormittag verteilt getrunken werden.

Als Grundlage mixt Du ein bis zwei Bananen mit zwei bis drei weiteren Früchten in einem Standmixer und gibst als Flüssigkeit ca. 500 ml stilles mineralarmes Wasser hinzu. Aber auch etwas Kokosmilch, Mandelmilch, kalter grüner oder Chai-Tee eignen sich für einen Smoothie. Mit etwas weniger Flüssigkeit können Smoothies auch gut gelöffelt werden. Je nach Geschmack kannst Du Feigen, Gojibeeren, Chili, Ingwer, Chiasamen, Kokosmus, Vanille, Zimt, Datteln (entkernt), Aroniabeeren oder weitere Superfoods sowie eine Handvoll grünes Blattgemüse dazugeben.

Besonders grüne Smoothies versorgen Dich mit Vitaminen, Mineralien, Spurenelementen Antioxidantien, Chlorophyll und im Gegensatz zu Säften mit vielen Ballaststoffen.

Vorteile von Smoothies

- Du bestimmst den Geschmack
- Sie sind schnell und einfach zubereitet
- Smoothies sind leicht verdaulich

Anleitung für einen Smoothie Deiner Wahl

- Wähle eine Handvoll Grünzeug (Spinat, Grünkohl, Blattsalat, Feldsalat)

- Füge 1–2 Obstsorten hinzu (Apfel, Birne, Banane, Himbeeren, Blaubeeren, Nektarine, ...)
- Ergänze 250 ml Wasser oder Grüner Tee, Birkenwasser, Kokoswasser, pflanzliche Milch (Mandelmilch, Kokosmilch).
- Nun kannst Du noch optional 1–2 TL Superfoods hinzugeben. Superfoods sind Lebensmittel mit einer besonders hohen Dichte an Nährstoffen. Chiasamen, Gojibeeren, Moringa, 1 Stückchen Ingwer, Gerstengras oder Aroniabeeren sind ein Beispiel von Superfoods, die Deinen Smoothie ergänzen können. Nach Geschmack gib noch etwas Zimt, Vanille oder andere Gewürze hinzu, wenn Du magst.
- Mixe die Zutaten 30–60 Sekunden. Fertig!

Gehaltvoller Smoothie Variante 1

1 Banane, 1 Avocado, 1 Tasse Kokosmilch, 10 g Gojibeeren, 1 TL Leinsamen und 1 Tasse Wasser mixen.

Gehaltvoller Smoothie Variante 2

1 Handvoll Cashewnüsse, 3 getrocknete Feigen (ungeschwefelt), 1 Handvoll Mandeln, ½ l Wasser, 1–2 TL rohes Kakaopulver oder Carobpulver, 1 EL Kokosraspeln, 1 Banane.

Grüner Smoothie Variante 1

1 Banane, 1 Handvoll Spinat, 1 Apfel, 1 Tasse Wasser.

Grüner Smoothie Variante 2

1 Handvoll Feldsalat, 1 Handvoll Spinat, ½ Gurke, 1 Apfel, 1 kleines Stückchen Ingwer, Saft einer ½ Zitrone, 250 ml Wasser (nach Bedarf), 1 EL Chiasamen oder 1 TL Hanfsamen.

Grüner Smoothie Variante 3

1 Handvoll Grünkohlblätter, ½ Bund Petersilie, 1 Gurke, 3–4 Stängel Stangensellerie, 1 Apfel, 1 Banane, Saft einer ½ Zitrone, 250 ml Wasser.

Shakes

Wenn Du viel Sport machst, möchtest Du vielleicht ab und zu einen Proteinshake zu Dir nehmen. Auch hier gibt es mittlerweile gute vegane Alternativen. Um Deinen Eiweißbedarf zu decken, kannst Du hervorragend auf pflanzliche Proteinquellen zurückgreifen. Warum? Tierische Produkte gehören zu den größten Säurebildnern und sollten daher weitestgehend gemieden werden.

Pflanzliche Proteinlieferanten

Eine besonders gute Proteinquelle sind Hanfsamen. Das Pflanzenprotein liefert über 20 unterschiedliche Aminosäuren und die enthaltenen Mineralien sowie der Vitamin-E-Gehalt bringen besonders nach sportlichen Aktivitäten unseren Körper wieder ins Gleichgewicht. Auch die enthaltenen gesunden Omega-3- und -6-Fettsäuren spielen in diesem Zusammenhang für Sportler eine große Rolle. Die essenziellen Fette unterstützen zusätzlich eine schnelle Regeneration der Muskulatur, womit Muskelkater vermieden werden kann.

- *Bohnen*
- *Cashews*
- *Erdnüsse*
- *Grünkohl*
- *Hanfsamen*
- *Hirse*
- *Kürbiskerne*
- *Leinsamen*
- *Linsen*

Du denkst bei Hanf gerade an etwas anderes? Sei unbesorgt, es gibt sehr viele unterschiedliche Sorten von Hanfsamen, und die Hanfsamen aus dem Reformhaus haben nichts mit den Hanfsorten zu tun, die den berauschenden Wirkstoff THC (Tetrahydrocannabinol) beinhalten.

Wirkung von Hanfsamen

- Reduzieren den Cholesterinspiegel
- Entzündungshemmend
- Stärken das Immunsystem
- Fördern die Ausscheidung von Giftstoffen
- Steigern die Reparatur von Zellen
- Erhöhen die Leistungsfähigkeit

Für einen Proteindrink kannst Du zum Beispiel 2 EL Hanfprotein, Lupinenprotein oder Reisprotein mit einer Banane und 250 ml Wasser mischen. Auch kannst Du hier anstatt Wasser gerne pflanzliche Milch verwenden, um nach Deinem Training einen gehaltvolleren Drink zusammenzustellen.

Shake aus pflanzlichen Proteinen

1 Banane, 2 EL Reisprotein, 1 EL Hanfsamen (geschrotet), 250 ml Kokosmilch (z.B. Provamel)

Banane schälen und alle Zutaten im Mixer verquirlen.

Tee

Suche Dir nach Deinem Geschmack einen Kräutertee Deiner Wahl. Alle Kräuter werden quasi basenbildend verstoffwechselt und Du kannst somit bei der Auswahl Deines basischen Tees mit den Kräutern nach Belieben variieren.

Es gibt bereits zusammengestellte basische Kräutertees, die aufgrund ihrer Zusammensetzung besonders geeignet sind, den Säure-Base-Haushalt in ein gesundes Gleichgewicht zu bringen oder zum Beispiel die Entgiftung zu unterstützen. Die unterschiedlichen Kräuter in Detox-Tees haben eine sehr starke Eigenschaft, Gifte aus dem Körper zu lösen und auszuscheiden. Wenn Du sehr viel Tee auf einmal trinkst, wirst Du den Unterschied vielleicht merken, da Dein Körper durch die verstärkte Ausscheidung von Säuren eventuell mit Kopf- oder Gliederschmerzen reagieren wird. Daher ist es wichtig, die Tees bewusst einzusetzen und die Anzahl der Tassen langsam zu steigern. Pro Tasse Tee empfiehlt sich die doppelte Menge an Wasser, um den Abtransport der gelösten Stoffe zu beschleunigen und die Säuren zu verdünnen.

Einige andere Zusammenstellungen von Tees wirken desinfizierend oder beruhigend. Für welchen basischen Tee Du Dich entscheidest, hängt von Deinem Geschmack und Deinem Vorhaben (Entgiftung, Entschlackung) ab. Lass Dich am besten hierzu in einem Reformhaus beraten.

Häufig wirst Du folgende Kräuter in den Tees wiederfinden:

Brennnessel, Fenchel, Kamille, Pfefferminze, Holunder, Ringelblumenblüten, Schafgarbenblüten, Süßholzwurzel, Zitronenmelisse, Artischockenkraut, Birkenblätter, Brombeerblätter, Liebstöckel, Löwenzahn, Stiefmütterchenkraut.

Achte auf eine möglichst geringe Giftstoffbelastung der Kräuter und investiere daher besser in Tee aus biologischem Anbau. Um Deinen basischen Tee zu verfeinern, kannst Du etwas Zitronen- oder Limettensaft hinzugeben.

Auf Zucker solltest Du verzichten, dieser wirkt säurebildend im Körper. Du kannst zu Deinem Tee Trockenobst essen oder, wenn Du gar nicht auf etwas Süße verzichten möchtest, etwas kaltgeschleuderten Honig hinzugeben. Dieser liefert zumindest noch wichtige Inhaltsstoffe für Deinen Körper.

- Tee mit Ingwer und frischer Pfefferminze

Du kannst auch Deinen Tee ein wenig variieren, indem Du zu Deinem Teebeutel ein Stück Ingwer oder frische Pfefferminzblätter in Deine Tasse gibst.

- 7 x 7 Tee

Dieser Tee wirkt reinigend und entschlackend. Mit seinen 49 verschiedenen Kräutern löst das Getränk besonders effektiv Schlacken in Deinem Körper und eignet sich sowohl für jeden Tag als auch speziell für Entgiftungskuren. 7 x 7 Kräutertee von P. Jentschura (www.p-jentschura.com).

Gewürze

Basenreiches Essen muss nicht fad oder langweilig sein. Hier sind einige bewährte Gewürze, die Du anstatt Salz verwenden kannst und Deinen Mahlzeiten etwas mehr Geschmack geben.

Basilikum	*Salate, Kräutersaucen, Gemüsesuppen.*
Borretsch	*Gemüse, Salate.*
Curry	*Suppen, Soßen, Kartoffeln.*
Dill	*Fleisch- und Fischgerichte, Salate, Gurkengemüse, Suppen.*
Estragon	*Suppen, Soßen, Salate, Fisch.*
Gewürznelken	*Kompotte.*
Ingwer	*Suppen, Kürbis, Fleisch- und Geflügelgerichte, Gebäck.*
Kerbel	*Kartoffel- und Gemüsesuppen, Salatsoßen.*
Knoblauch	*Fleisch- und Gemüsegerichte, Salate.*
Kresse	*Salate, Salatsoßen, Fisch, Fleisch.*
Kümmel	*Fleisch, Kartoffeln, Eintöpfe, basisches Brot.*
Muskatnuss	*Suppen, Spinat, Blumenkohl, Kartoffelbrei, Snackriegel, Mandelmilch.*
Majoran	*Geflügel, Kartoffeln, Gemüse, Salate.*
Oregano	*Tomatensuppen, Gemüse, Eintopfgerichte, Linsenspirellisoßen.*
Petersilie	*Fisch, Fleisch, Gemüse, Kartoffeln, Salate.*
Rosmarin	*Pilze, Kartoffeln, Gemüsesuppen, Kräutersoßen.*
Safran	*Fisch- und Fleischgerichte, Kartoffeln, Kompotte.*
Salbei	*Geflügel, Salate, Tomaten, Gemüsesuppen.*
Thymian	*Fleisch, Fisch, Gemüsesuppen, Salate.*
Vanille	*Süßspeisen, Obstsalate, Eis, Smoothies.*
Zimt	*Apfelgerichte, süße Saucen, Smoothies, Eis.*

Um unsere Gerichte zu verfeinern, greifen wir meistens allerdings nicht zu frischen Kräutern, sondern zu Salz und Zucker. Hiermit solltest Du sparsam umgehen und auf die richtige Wahl achten.

Salz

Wahrscheinlich hörst Du immer wieder, dass Du Deinen Salzkonsum reduzieren und möglichst kein Salz zu Dir nehmen solltest. Hierbei ist zu beachten, dass es sich dabei um denaturiertes Salz aus dem Supermarkt handelt. Dieses Salz enthält keine Mineralien und ist für unseren Körper wertlos. Gesundes Ur-Salz hat einen basischen Charakter und enthält bis zu 80 Mineralien, die unser Körper benötigt. Du kannst Dir auch selbst ein Solegetränk ansetzen und dieses in kleinen Mengen trinken, um Deinen Körper mit allen wichtigen Mineralien zu versorgen.

- Verwende unbehandeltes Ur-Salz wie Kalahari-Salz.

- Gomasio (Sesamsalz), Kräutersalz oder das Würzen mit Sellerie und Kräutern sind eine zusätzliche Alternative zu denaturierten Salzsorten. Aber auch hier achte auf hochwertige Salze und eine reine Zutatenliste ohne Zusatzstoffe.

Ansetzen einer Salzsole

Du möchtest eine Salzsole anfertigen? Gib einige Salzkristalle (Reformhaus) in ein verschließbares, sehr sorgfältig gereinigtes Glasgefäß und fülle dies mit gefiltertem Wasser auf. Nach ca. einer Stunde ist Deine Solelösung entstanden. Hiervon kann nun täglich eine kleine Menge (1 TL) auf einen Liter frisches Wasser gegeben und über den Tag verteilt getrunken werden. Bis zur endgültigen Auflösung der Kristalle kannst Du immer wieder neues Wasser auffüllen und eine neue Sole aufsetzen. Wie bei allen anderen alternativen Methoden gilt auch hier, die Anwendung in Rücksprache mit einem Heilpraktiker oder Arzt durchzuführen.

Zucker

Zucker ist ein großes Streitthema und die mögliche Abhängigkeit, welche bereits durch Studien untersucht wurde (Princeton University/PMC, 2007), wird meiner Meinung und persönlichen Erfahrung nach leider oftmals unterschätzt. Alkoholsucht, Zigarettensucht und Drogensucht sind uns alle bekannt, aber was ist mit Zuckersucht? Zur Zuckersucht bekennt sich kaum jemand, denn Zucker naschen gehört schließlich dazu und der Teufelskreislauf der süßen Leidenschaft wird oft verharmlost oder gar nicht erst bewusst wahrgenommen.

Zucker gehört zu den Kohlenhydraten, die uns zur Energiegewinnung dienen und daher für uns eine wichtige Funktion haben. Warum solltest Du dann mit Zucker sparsam umgehen? Zucker ist ein reines Kohlenhydrat ohne andere weitere Inhaltsstoffe und enthält somit lediglich leere Kalorien. Weißer Zucker, wie wir ihn aus dem Supermarkt kennen, hat durch viele Raffinerieprozesse sämtliche Nährstoffe verloren. Andere Kohlenhydratträger weisen zum Beispiel sehr viele Vitaminen und Ballaststoffe auf und versorgen unseren Körper somit mit wichtigen Nährstoffen.

Bei den Süßungsmitteln gibt es neben Zucker (Honig, Traubenzucker, Rohrzucker) als Alternative noch die Zuckeraustauschstoffe und die Süßstoffe.

Zuckeraustauschstoffe

Bei Zuckeraustauschstoffen handelt es sich um Süßungsmittel, die größtenteils insulinunabhängig verstoffwechselt werden und den Blutzuckerspiegel somit nur gering beeinflussen. Sie haben annähernd die gleiche Süßkraft wie Zucker. Zu ihnen gehören zum Beispiel Fruchtzucker und Xylit. Auch der Kaloriengehalt ist ähnlich wie bei Zucker. Die einzigen Süßungsmittel, die keine Kalorien enthalten, sind Süßstoffe.

Süßstoffe

Süßstoffe haben eine sehr hohe Süßkraft und werden oftmals bei kalorienreduzierter Ernährung eingesetzt. Auch beeinflussen sie den Blutzuckerspiegel nicht. Einige Süßstoffe sind gesundheitlich sehr umstritten und immer wieder in der Diskussion.

Zuckerentzug

Wenn Du Zucker einschränken möchtest, so meide nicht nur bewusst offensichtliche künstliche Zuckerbomben, sondern achte auch auf die Zuckerzusätze in allen Produkten, die Du bisher gekauft hast (Babynahrung,

Brotaufstriche, Backzutaten, Soßen, Wurstprodukte). Zwinge Dich dazu, Dir einmal alle Inhaltsstoffe der Nahrungsmittel, die Du jeden Tag im Supermarkt besorgst, zu lesen. Auch die Etiketten der Produkte, die Deiner Meinung nach zuckerfrei sind. Du wirst überrascht sein. Lass Dich nicht täuschen, denn Zuckerarten werden in den Produkten auch unter folgenden Namen deklariert: Maltodextrin, Invertzucker, Glukose-Sirup oder Laktose. Die Fructose in Produkten ist ebenfalls kein guter Bestandteil, denn dieser isolierte Stoff hat nichts mehr mit unserem natürlichen Fruchtzucker gemein, der in Deinen Früchten im Verbund mit Vitaminen, Mineralstoffen und Ballststoffen von Deinem Körper ganz anders verarbeitet wird. In der Nährwerttabelle unter Kohlenhydraten siehst Du, wie viel Zucker wirklich in Deinen Produkten enthalten ist. Dort findest Du den Hinweis auf den Gesamtzuckergehalt unter: „Kohlenhydrate – davon Zucker".

Negative Auswirkungen von Zucker

- Zucker kann die Darmflora negativ beeinflussen und somit unser Immunsystem schwächen
- Zucker kann zu kranken Zähnen und Übergewicht führen
- Zucker kann die Entstehung von Herzkrankheiten fördern
- Zucker kann zu unreiner Haut führen
- Zucker kann zu depressiven Stimmungsschwankungen, Schlafstörungen und Angstzuständen führen

Zuckerverzicht ist definitiv für die meisten Menschen eine Herausforderung. Angesichts der ungesunden Auswirkungen auf unseren Körper und auch unsere Stimmung sind der Griff zu gesunden Alternativen und ein Zuckerentzug aber sicherlich einen Versuch wert. Taste Dich ran, Schritt für Schritt. Hier ein paar Tipps für Deinen Zuckerentzug:

Finde Deine persönlichen süßen Alternativen

Wenn Du industriellen Zucker konsequent aus Deinem Leben streichen möchtest, füge eine neue Alternative in Dein Leben, so dass Du Dich nicht ständig mit dem Gefühl des Verzichts beschäftigen musst, sondern Deine Gedanken auf die neuen leckeren Lebensmittel fokussieren kannst. Führe Dir vor Augen, was Du gewinnst, indem Du neue Lebensmittel in Dein Leben integrierst. Du unterstützt Deine Gesundheit, entkommst dem Teufelskreis nach „mehr" und entdeckst immer neue Nahrungsmittel, die Dir vielleicht sogar besser schmecken als die herkömmlichen ungesunden Produkte. Basenreiche Süßigkeiten sind eine gesunde Alternative. Probiere Deine eigenen Snackriegel aus Mandeln, Feigen, Datteln, Kokosflocken, rohem Kakao und pflanzlichen Milchsorten, die Dich sättigen. Es gibt leckere Varianten für süße Desserts aus rohem Kakao, Bananen und Avocados. Informiere Dich und sei offen.

Zimt

Zimt ist dafür bekannt, den Blutzuckerspiegel zu regulieren. Du kannst Zimt in Dein Müsli mischen, in Deinen Tee streuen oder eine Prise Zimt auf einen halben Teelöffel Kokosöl auf der Zunge zergehen lassen, um Deine Hungerattacke einzudämmen. Grundsätzlich geben Kokosnussprodukte wie Kokosöl, Kokosmus, Kokosflocken, Kokosmilch Deinen Mahlzeiten eine gesunde Süße mit vielen gesundheitlichen Vorteilen. Beim Kauf von Zimt achte besonders auf die Herkunft der Zimtsorte, da die günstigen Angebote wie Cassia-Zimt einen höheren Anteil des ungesunden Cumarin enthalten kann, während der etwas teurere Ceylon-Zimt diesen Stoff nur in vergleichsweise geringen, unbedenklichen Mengen aufweist.

Experimentiere mit Kräutertees

Du wirst überrascht sein, wie süß natürliche Kräutertees schmecken können. Kräutertees aus Hibiskus zum Beispiel kannst Du heiß oder kalt genießen, wenn Dir nach einem süßen Getränk ist.

Lenke Dich ab

Ganz sicher wirst Du immer mal wieder mit Heißhungerattacken zu tun haben. Wenn dieser Moment kommt, sei Dir dieser Situation voll und ganz bewusst, ohne sie bekämpfen zu wollen. Nimm diesen Impuls wahr und entscheide Dich nun, anstatt Deiner Gewohnheit nachzugehen und ihr zu folgen, Dich abzulenken. Wenn dieser Moment kommt, lenke Deine Gedanken auf fünf Dinge, die Du in diesem Moment um Dich herum siehst. Zähle sie innerlich auf. Dann konzentriere Dich auf fünf Dinge, die Du in diesem Moment hören kannst (Was hörst Du? Wo kommt das Geräusch her? Ist es laut, leise?). Daraufhin konzentrierst Du Dich auf drei Dinge, die Du riechen kannst. Auf diese Weise lernst Du, nicht Deinem gewohnten Impuls nachzugehen, sondern neu zu reagieren. Telefoniere dann mit Freunden, verabrede Dich zum Sport, spüle Dein Geschirr oder gieße die Blumen. Du wirst sehen, Ablenkung funktioniert.

Nimm Dir Zeit

Nimm Dir Zeit, die Inhaltsstoffe Deiner Produkte zu lesen. Wenn wir Zucker aus natürlichen Lebensmitteln zu uns nehmen, ist dies ausreichend. Künstlich zugesetzter Zucker als Geschmacksverstärker ist für Deinen Körper überflüssig und daher solltest Du Produkte mit zusätzlicher Süße meiden.

In Soßen, Getränken und verpackten Nahrungsmitteln sind Zuckerarten wie Maltodextrin, Invertzucker, Glukose-Sirup oder Laktose versteckt. Je näher Zucker am Anfang der Inhaltsliste aufgeführt ist, desto mehr ist davon in Deinem Produkt enthalten. Meide nicht nur explizit aufgeführten Zucker, sondern alle Zusätze mit der Endung -ose (Maltose, Laktose) sowie Produkte, die Sirup enthalten.

Hole Dir Deinen Geschmackssinn zurück

Durch die vielen künstlichen Produkte und das ständige Überwürzen und Überzuckern reicht uns die natürliche Süße leider häufig nicht mehr aus und wir versüßen uns selbst unseren Obstsalat noch zusätzlich mit einer Extraportion Zucker. Wenn Du jedoch industriellen Zucker konsequent meidest, wirst Du Deinen natürlichen Geschmackssinn wiederfinden und überrascht sein, wie intensiv Obst sowie andere natürliche Lebensmittel schmecken können. Du wirst die Süße von einfachen Karotten wieder bewusster wahrnehmen und bemerken, wie Deinen Geschmacksnerven eine natürliche Süße reichen wird.

Wenn Du bisher sehr kohlenhydratreich und überwiegend süß gegessen hast, versuche Nüsse, Samen und Hülsenfrüchte in Deinen Speiseplan zu integrieren, die Chrom enthalten und Dich besser sättigen werden. Chrommangel kann den Hang zu Süßigkeiten verstärken (Cornell-Universität/Journal of Psychiatric Practice; 2005).

Du kannst in Maßen zu Birkenzucker, Kokosblütenzucker oder Stevia greifen, wenn Du auf Extrasüße trotzdem nicht ganz verzichten möchtest. Birkenzucker und Kokosblütenzucker zählen zu den Zuckeraustauschstoffen, während Stevia ein Süßstoff ist. Folgende Ausweichmöglichkeiten kann ich Dir empfehlen:

Zuckeralternativen

Birkenzucker-Xylit

Birkenzucker, gewonnen aus der Rinde der Birke, schmeckt ähnlich wie Zucker, hat aber ca. 40 % weniger Kalorien. Auch ist Xylit im Gegensatz zu Industriezucker zahnfreundlich. Der Stoff wird oft in Kaugummis verwendet und schützt die Zähne, weil er nicht von Bakterien abgebaut werden kann.

Honig

Honig enthält neben Zucker sehr viele Enzyme, Mineralstoffe, Proteine, Aminosäuren, Spurenelemente und Vitamine. Daher zählt er in einigen Basentabellen zu den guten Säurebildnern. Die Honigsorten im Reformhaus sind grundsätzlich kaltgeschleudert. Dies ist besonders wichtig, damit die vielen Inhaltsstoffe noch erhalten sind.

Kokosblütenzucker

Dieser naturbelassene Zucker wird aus dem Nektar der Kokospalme hergestellt. Der Geschmack erinnert eher an ein Karamell-Aroma als an Kokos. Kokosblütenzucker hat einen niedrigen Glykämischen Index (GI) und kann 1:1 als Ersatz für normalen Zucker verwendet werden.

Lucuma

Die südamerikanische Frucht Lucuma enthält viele Vitamine, Mineralien und Nährstoffe und hat einen süßen karamellähnlichen

Geschmack. Das gewonnene Lucuma-Pulver kann als gute Alternative zu raffiniertem Zucker eingesetzt oder auch in Smoothies oder zum Backen verwendet werden.

Rote Banane

Das aus roten Bananen schonend verarbeitet und gemahlene Pulver kann als Zuckerersatz in Müsli, Obstsalat oder Smoothies eingerührt werden. Das Pulver liefert neben Beta-Carotin auch Kalium und Ballaststoffe.

Stevia

Stevia ist ein pflanzlicher Süßstoff und wird daher auch dementsprechend sehr sparsam verwendet. Aus den Blättern der Steviapflanze gewonnen, schmeckt Stevia-Extrakt sehr viel süßer als Zucker und ist vom Geschmack her eher gewöhnungsbedürftig. Solltest Du Stevia benutzen, wirst Du merken, dass bereits eine sehr kleine Prise schon zu viel sein kann. Du bekommst Stevia im Reformhaus und mittlerweile sogar schon im Supermarkt. Leider sind sehr viele Produkte gestreckt und mit Zusätzen versehen. Achte daher auf reines Stevia oder nimm am besten das Steviablattpulver aus getrockneten Stevia-Blättern.

Sucolin

Sucolin ist der Zuckeralkohol Erythritol. Dieser Stoff kommt zum Beispiel in Birnen und Melonen vor. Erythrit gehört zu den Zuckeraustauschstoffen, kann wie Zucker verwendet werden und bleibt beim Kochen und Backen stabil. Der Kaloriengehalt ist im Vergleich zu den anderen Zuckeraustauschstoffen sehr niedrig, die Süßkraft ist im Vergleich zu Zucker geringer.

Yacon

Aus der südamerikanischen Pflanze Yacon wird sowohl Yaconsirup als auch Yaconpulver hergestellt. Beide können als gesundes Süßungsmittel verwendet werden. Yaconpulver liefert Kalium, Kalzium sowie Eisen und liefert deutlich weniger Kalorien als Industriezucker.

Diese und alle anderen gesunden Alternativen kannst Du unter http://www.basischfit.de bestellen.

Dies sind die wohl bekanntesten Alternativen für industriellen Zucker. Somit hast Du hiermit einige gesunde Möglichkeiten, um gesund zu süßen. Aber auch hier gilt grundsätzlich ein sparsamer Einsatz.

Süßigkeiten und Knabbereien

Es gibt eine Menge süße basenreiche Alternativen, die Du mögen wirst. Leider sind wir ungesunde süße Nahrungsmittel wie Kekse, Schokoriegel und Kuchen gewohnt, die aber nur aus Billigzutaten sowie künstlichen Zusätzen bestehen.

Was ist der Unterschied zwischen ungesunden und basenreichen Süßigkeiten? Basenreiche Süßigkeiten enthalten viele Mineralien wie zum Beispiel Kalium, Kalzium und Magnesium und sind damit verhältnismäßig arm an Säurebildnern. Weiterhin hinterlassen diese natürlichen Süßigkeiten keine Rückstände, die Dein Körper nicht verarbeiten kann und was zu Verschlackung führen würde. Basenreiche Süßigkeiten versorgen Deinen Körper also mit wichtigen Nährstoffen, die Dein Immunsystem stärken und Dir Energie spenden. Basenreiche Süßigkeiten in Maßen kannst Du daher in Deinen Speiseplan integrieren und musst somit nicht auf Süßes verzichten. Nichtsdestotrotz sollten bei Dir auch Gemüsesorten als Snacks nicht fehlen.

Zwischendurch kannst Du mit folgenden Alternativen Deinen kleinen Hunger stillen:

- Gemüsesticks
- 1–2 getrocknete Feigen
- Eine Portion Obst
- 5–10 Mandeln oder Nüsse
- Getrocknete Papayastückchen (Bioladen)
- (Grüne) Smoothies
- Bratäpfel mit Kokosraspeln, Zimt
- Amarantwaffeln mit Mandelmus (Reformhaus)
- Snackriegel aus Trockenobst (Reformhaus oder selbst hergestellt)
- Chips selbstgemacht (Gemüsechips, Grünkohlchips)

Süßigkeiten und Knabbreien selbstgemacht

Chips

Wenn Du gerne etwas zum Knabbern magst, so kannst Du Dir Chips aus Grünkohl, Mandeln oder Kartoffeln herstellen. Einfach mit etwas Öl und Gewürzen im Ofen kross werden lassen. Auch sind Süßkartoffeln, Rote Beete oder Karotten eine Möglichkeit, Dir Gemüsechips selbst herzustellen.

Grünkohlchips

250 Gramm Grünkohl, 3 EL Olivenöl, ½ TL Salz.

Kartoffelchips

500 g Kartoffeln, 3 EL Olivenöl, ½ TL Salz.

Mandelchips

100 g Mandeln, ½ TL Paprikapulver, 1 Prise Kreuzkümmel, 2 EL Olivenöl.

Zutaten wie Kartoffeln, Grünkohl usw. reinigen, in dünnen Scheiben schneiden/zupfen und die Portionen in einer Schüssel mit den weiteren Zutaten mischen. Im Backofen bei 180 Grad auf Backpapier knusprig werden lassen, gelegentlich wenden.

Die Chips lassen sich in einem luftdichten Behälter aufbewahren. Ein kleines Stoffsäckchen mit ungekochtem Reis sorgt dafür, dass sie knusprig bleiben.

Eis

Besonders im Sommer gibt es wunderbare basische Eisvarianten für Zwischendurch. Die Basis ist 1–2 gefrorene Bananen mit etwas pflanzlicher Milch. Dazu weiteres Obst Deiner Wahl.

Damit Dein Eis schön cremig wird, gibt es Folgendes zu beachten:

Leistungsstarken Mixer

Nicht jeder Mixer nimmt es mit Nüssen und gefrorenen Früchten auf. Daher versichere Dich vor der Anwendung, dass Dein Mixer genügend Power hat.

Ausschließlich reife gefrorene Bananen verwenden

Verwende Bananen mit einem hohen Reifegrad. Dies bedeutet, sie sollten bereits braune Pünktchen aufweisen. Dieser Reifegrad ist grundsätzlich der beste und gesündeste für den Verzehr von Bananen. Achte beim Einkauf auf Bananen unterschiedlicher Reife. Lass diese dann zu Hause jeweilig vollständig reifen, bis braune Pünktchen entstehen. Die bereits reifen Bananen kannst Du einfrieren und verwenden, während die anderen weiterreifen.

Einfrieren

Nachdem Du Deine Bananen geschält hast, kannst Du sie in einer Frischebox oder einem Gefrierbeutel einfrieren. Sie werden einige Stunden benötigen, bis sie vollständig gefroren sind. Je nachdem, wie leistungsstark Dein Mixer ist, teile die Banane vor dem Einfrieren in kleine Stücke.

Flüssigkeit: Wasser / pflanzliche Milch

Für Deine Eiscreme benötigst Du nicht sehr viel zusätzliche Flüssigkeit. Beginne mit 2 EL und steigere die Menge, wenn Dir die Konsistenz nicht gefällt. Du kannst Wasser, Kokosmilch, Kokoswasser, Mandelmilch oder andere pflanzliche Milchsorten verwenden.

Antauen der Bananen

Lass Deine Bananen vor dem Mixen 5–10 Minuten antauen, so wird das Mixen leichter. Beginne mit der niedrigsten Stufe und drücke die Bananen mit dem entsprechenden Mixerzubehör nach unten. Ganz langsam kannst Du bis zur mittleren Stufe erhöhen. Solltest Du am Ende einen Bananensmoothie haben, hast Du zu viel Flüssigkeit verwendet. Daher immer erst mit 1–2 EL Flüssigkeit beginnen und nach und nach ergänzen, bis die gewünschte Cremestufe erreicht ist.

Das Eis lässt sich leider schlecht auf Vorrat zubereiten, da es nach dem Einfrieren seine cremige Konsistenz verliert.

Eis-Rezepte

Die Basis

1–2 gefrorene Bananen zusammen mit 2 EL Sahne oder pflanzlicher Milch/Wasser, Obstsorten und Gewürzen nach Wahl, im Mixer cremig schlagen.

Eis Variation 1

2 gefrorene Bananen, 200 g gefrorene Erdbeeren, 1 EL Kokosflocken, 1 EL Kokosmus, 100 ml Kokosmilch cremig.

Eis Variation 2

2 gefrorenen Bananen, 200 g gefrorene Ananas, 1 Prise Matcha-Pulver, 1 TL Chiasamen, Saft einer ½ Zitrone, 100 ml Kokosmilch cremig/pflanzliche Milch.

Eis Variation 3

2 gefrorene Bananen, ½ gefrorene Mango, 1 große Nektarine.

Soße

100 g Erdbeeren, ½ Banane, 1 Handvoll Himbeeren im Mixer mit 1 EL Wasser mischen.

Topping

Als Topping für Dein Eis kannst Du etwas geraspeltes Kokosmus oder rohe Kakaonibs über Dein Eis streuen.

Eis ohne Bananen

75 g Cashewnüsse, 1 EL Kokosmus, 2 getrocknete Datteln (entsteint), 2 getrocknete Feigen, ½ Tasse Wasser, 1 Prise Vanille, 1 gefrorene Avocado.

Avocadofleisch in einer Frischhaltebox oder einem Gefrierbeutel 2–3 Stunden ins Gefrierfach legen.
2–3 Stunden im Kühlschrank gekühlte Cashews und die Avocados zusammen mit den restlichen Zutaten vermischen.

Ice-Pops

Wenn Dir cremiges Eis nicht zusagt, bereite stattdessen doch ganz einfach ein fruchtiges Eis am Stiel zu. Dafür mixt Du Deine Lieblingsfrüchte, zum Beispiel Mango, mit frisch gepresstem Orangesaft und frierst die Masse in kleinen Formen aus Plastik oder Silikon ein. Die Behälter inklusive Eisstiele bekommst Du günstig in Haushaltsgeschäften und Kaufhäusern.

Joghurt

Vielleicht isst Du öfter einen Joghurt, möchtest aber die tierischen Produkte reduzieren und suchst einen Ersatz. Hier kannst Du zum Beispiel 2 EL Chiasamen in 200 ml Kokosmilch mischen. Das ganze ca. 10–15 Minuten quellen lassen und ab und zu etwas umrühren. Diese Mischung hat jedoch nicht die Konsistenz eines Joghurts, sondern eher wie ein Gelee. Die Mischung kannst Du mit Vanille oder Zimt bzw. etwas Kakaopulver (roh) nach Deinem Geschmack anrichten.

Eine andere Variante wäre zum Beispiel eine Mischung aus Chiasamen, Mandelmus und Leinsamen. Hierzu mischst Du 1–2 EL Chiasamen, 1 EL geschrotete Leinsamen, 2 EL Mandelmus (weiß) und 1 TL Kakaopulver (roh) in 200 ml Kokosmilch. Die Mischung lässt Du 15 Minuten quellen und rührst ab und zu um.

Schoko-Mandel-Pralinen

½ Tasse geschrotete Mandeln, 2 getrocknete Feigen, 2 getrocknete Datteln (entsteint), 2 EL roher Kakao, 3–5 EL Wasser, etwas Vanille.

Das Ganze im Mixer zerkleinern und vermischen. Kugeln formen und für eine feste Konsistenz etwas in den Kühlschrank legen.

Snackriegel

Folgende Zutaten kannst Du als Grundbasis für süße Riegel nutzen und untereinander kombinieren, um Dir Deine Lieblingskreation selbst herzustellen.

Mehl

Mandelmehl, gemahlene Mandeln, Kokosmehl, Leinsamen geschrotet, Flohsamenschalen, Nussmehl, Quinoa, Amarant, Buchweizenmehl.

Getrocknete Früchte

Aprikosen, Pflaumen, Cranberries, Rosinen, Datteln (entsteint), Feigen.

Obst

Reife Bananen (erkennbar durch braune Pünktchen auf der Schale), Datteln, Feigen.

Süße

Stevia, Xylit, Kokosblütenzucker.

Nüsse

Walnüsse, Haselnüsse, Macadamianüsse, gemahlen oder geraspelt.

Mus

Nussmus, Mandelmus, Erdmandelmus.

Flüssigkeit

Pflanzenmilch, grüner Tee, Wasser, Kokosöl.

Gewürze

Vanille, Zimt, Sesam, roher Kakao.

Zum Backen

Natron, Pfeilwurzelstärke.

Zusätzlich

Matcha-Pulver, Superfoods, Kokosraspeln, Chiasamen, Mandeln, Gojibeeren, Aroniabeeren.

Einfach alle Zutaten im Mixer oder mit der Hand vermischen und zu Riegeln oder Kugeln formen. Bei Bedarf etwas mehr Flüssigkeit in den Teig geben, wenn die Masse zu fest ist, oder die Menge an Chiasamen, Leinsamen bzw. Mehl erhöhen, um eine festere Konsistenz zu bekommen. Abschließend kommen die Riegel für zwei Stunden in den Kühlschrank. Wenn Du ein Dörrgerät hast, kannst Du die Riegel auch bei 42 Grad für ca. 12 Stunden dörren. Bei Temperaturen über 42 Grad geht die Rohstoffqualität und damit die wertvollen Nährstoffe verloren. Möchtest du darauf keine Rücksicht nehmen, kannst Du auch Deinen Ofen auf 150 Grad vorheizen und die Riegel für 10–15 Minuten darin kross backen.

Beispiel

100 g gemahlene Mandeln, 100 g Haselnüsse zerkleinert, 75 g Sesam, 200 g Rosinen oder Gojibeeren, 5 getrocknete Feigen, 2 TL Kokosöl, 95 g Kokosraspel, 400 g Kokosmilch, 75 g Buchweizenmehl, 2 Bananen, ½ TL Natron.

Die Zutaten in einem Mixer vermischen. Die Mischung dann in den Ofen geben oder schonend an der Luft trocknen.

Süße Schokocreme

90 g Mandelmus, 40 g rohes Kakaopulver (Biomarkt), 90 g Kakaobutter (Biomarkt), 1 Prise Vanille.

Kakaobutter in einem Topf zum Schmelzen bringen. Mandelmus und Kakaopulver dazugeben, umrühren. Alles in eine vorgefettete flache Form geben, für 1–2 Stunden ins Gefrierfach geben und danach in den Kühlschrank, damit die Konsistenz nicht mehr ganz so hart ist. Je nach Geschmack kannst Du natürlich mehr oder weniger Kakao, Mandelmus usw. verwenden.

Salatdressing

Für eine Salatsoße kannst Du zum Beispiel Orangen pressen und den Saft mit Sellerie und Datteln (entsteint) mixen. Auch ist ein Mix aus Avocados mit Orangen, verfeinert mit Salz und Pfeffer, eine gute Mischung.

Aus folgender Auswahl kannst Du Dir Dein eigenes Dressing mischen:

Fette

Oliven(öl), Avocado, Leinöl, Hanföl, Schwarzkümmelöl, Sonnenblumenöl, Kokosöl, gemahlene Nüsse, Samen.

Süße

Kokosblütenzucker, Trockenfrüchte, frischer Obstsaft, Obst, Steviapulver, Xylit.

Säuren

Frisch gepresste Zitronen, Orangen oder ähnliche Zitrusfrüchte, Brottrunk.

Gewürze

Kräuter, Zwiebeln, Knoblauch, Meersalz, Gomasio, Kräutersalz, roher Senf, Pfeffer, Sesam.

Beispiel

Eine Handvoll getrocknete Datteln, ½ Stange Sellerie, 1 Paprika, 2 Orangen, ½ Tasse Apfelessig, 2–4 Esslöffel Senf, nach Belieben Wasser. Zutaten im Mixer zu einer Soße mischen.

Basenreiche Alternativen auf einen Blick

Hier findest Du nochmal eine Übersicht, wie Du Deine bisherigen Nahrungsmittel durch basenüberschüssige ersetzen kannst.

HERKÖMMLICH	*ALTERNATIVEN*
Backpulver	*Weinsteinpulver (RH)*
Bratlinge	*Kichererbsenbratlinge; Bratlinge aus Nüssen, Samen, Leinsaat, Kürbiskernen.*
Brot	*Brot aus Kichererbsenmehl (RH, BL), Mandelmehl, Kokosmehl, Braunhirsemehl; Bananen- oder Kürbisbrot; Essener Brot.*
Butter	*Rohmilchbutter; Mandelbutter (selbstgemacht).*
Chips	*Grünkohlchips (RH); Gemüsechips (RH); Mandelchips; Nüsse; Süßkartoffelchips.*
Eier als Bindemittel	*Pfeilwurzelstärke (RH); Chiasamen und Leinsamen: 3 EL Wasser mit 1 EL Chia- oder Leinsamen (= 1 Ei) mischen und einige Minuten quellen lassen. Die geleeartige Masse kann anstatt Ei in Teig gemischt werden.*
Gemüsedips	*Selbstgemachte Dips aus Mandelmus (RH, DM) mit Salz und Pfeffer abgeschmeckt; Avocadocreme (siehe Rezepte), vegane Pasten (RH).*
Getreide	*Quinoa; Buchweizen; Hirse; Amarant (DM, BM, RH).*
Industrielle Snacks	*Riegel aus Mandeln, Nüssen und Trockenobst (RH, DM (auf Zusätze achten)); Snackriegel selbst herstellen (siehe Rezepte); Früchte; Trockenfrüchte; Amarantwaffeln (RH).*
Joghurt, Pudding	*Mandelmus (weiß)/roher Kakao/Leinsamen geschrotet/pflanzliche Milch mischen; Chiasamen (RH) in Kokosmilch/Mandelmilch.*
Kaffee	*Matcha Latte (RH): Ginsengtee (SM, DM, RH); Lupinenkaffee oder auch zur besseren Verträglichkeit und zur Säurebindung 1 Prise Kardamom (RH) in Deinen Kaffee.*
Milch	*Pflanzenmilch: Kokosmilch, Reis-Kokosmilch, Mandelmilch, Haselnussmilch, Sojamilch (DM, SM (ohne Zusätze), RH).*
Nudeln	*Konjaknudeln (Asialaden); Linsen-Spirelli (RH); Zucchini/Auberginen-Spaghetti; Buchweizen-Nudeln (RH).*

HERKÖMMLICH	*ALTERNATIVEN*
Öl	Ghee, Kokosöl (DM, RH) als Bratöl; Leinöl und Hanföl (RH) für Salate.
Salatbeilagen	Sprossen; Pilze; Sojamedaillons; pflanzliche Bratlinge; Maroni.
Salz	Kräuter- oder Sesamsalz (RH).
Schokolade	Schokolade selbstgemacht: Mandelmus, roher Kakao, Rohmilchbutter und Vanille (alles mischen und gefrieren) oder: Kokosmus, roher Kakao, Früchte nach Wahl und Kokosöl mixen und gefrieren oder: rohe Schokoriegel aus dem Bioladen (z.B. Lovechoc).
Tütensalatdressings	Dressings aus Gemüse und Obst selbst herstellen (siehe Rezepte).
Zucker	Stevia; Xylit; Kokosblütenzucker; kaltgeschleuderter Honig.

Kleine Legende:
Reformhaus: RH, Drogeriemarkt: DM, Supermarkt: SM, Biomarkt/Bioladen: BM/BL

Probiere Neues

Experimentiere und probiere selbstgemachte Pommes, grüne Smoothies, Chiasamen in Pflanzenmilch oder Maroni als Beilagen. Hast Du schon einmal Linsen-Spirelli oder Konjaknudeln anstatt Pasta versucht? Die Konjaknudeln haben kaum Kalorien und sind sehr gesund. Ihr Geschmack ist neutral. Wenn Du sie allerdings ein paar Minuten in einer Soße ziehen lässt, nehmen sie diesen Geschmack sehr schnell an.

Um Dir den Einstieg noch ein bisschen zu erleichtern, findest Du nun ein paar Rezeptideen für Deinen basenreichen Alltag.

Rezeptanregungen

Dies ist kein Rezeptbuch, aber ich möchte Dir natürlich trotzdem ein paar Anregungen mitgeben.

Sicherlich macht es einen Unterschied, ob Du Dir Dein Essen vorbereitest und Dich an verschiedenen Rezeptvorschlägen orientierst, was mit etwas Aufwand verbunden ist, oder Dir einfach etwas am nächsten Kiosk kaufst. Ob zu Hause oder unterwegs, Du hast immer die Wahl und kannst entweder zu gesundem Fast Food in Form von Obst greifen oder aber zu industriellen Schokoriegeln und Fertiggerichten. Ich bereite häufig abends schon alles für mein Frühstück vor und stelle mir vor der Arbeit meine Lebensmittel zum Mitnehmen zusammen.

Frühstück

Denke bitte immer daran, reiner Obstsalat oder ein Smoothie sind der gesündeste Start in den Tag.

Apfelomelett

1 kleiner Bio-Apfel, 2 Bio-Eier, 3 EL Sahne, 1 Prise Zimt, Vanille, Salz, 10 g Kokosöl, 3 EL Mandelmehl, 1 EL Pfeilwurzelstärke.

Apfel schälen, entkernen und in kleine Stückchen schneiden. Die restlichen Zutaten miteinander verrühren. Das Kokosöl in der Pfanne erhitzen und die Apfelstückchen andünsten. Die Mischung dazugeben und das Omelett backen.

Fruchtsalate

Obstsalat (je nach Saison) Variante 1

1 Banane, 1 Apfel, 1 TL Sonnenblumenkerne, 1 EL Schlagsahne, Saft von ½ Zitrone oder ¼ Orange, Vanille nach Geschmack.

Banane und Apfel klein schneiden, bei Bedarf anderes Obst (je nach Saison) dazugeben. Die Schlagsahne unter das Obst mischen und mit Vanille oder bevorzugtem Gewürz verfeinern. Den Zitronen- oder Orangensaftsaft dazugeben und umrühren. Im Winter kann das Obst angedünstet und mit Zimt gewürzt werden. Sonnenblumenkerne am Ende über den Obstsalat streuen.

Obstsalat Variante 2

1 Banane, 1 Handvoll Blaubeeren, ½ Mango, 1 Apfel, 100 g Weintrauben, 1 EL Kokosflocken
Nach Bedarf: ½ EL geschrotete Leinsamen oder ½ EL Chiasamen oder 1 EL Erdmandelflocken. Die Leinsamen und Chiasamen vorher 5 Minuten in 150 ml Wasser einweichen.

Obst klein schneiden und mit den Kokosflocken vermischen.

Bei dem Verzehr von Leinsamen, Chiasamen und Flohsamenschalen achte bitte besonders darauf, über den Tag verteilt genügend Wasser zu trinken (mindestens 1 Liter / 25 kg).

Kombiniere einen Obstsalat mit einer Soße:

Obstsalat mit Soße

Obstsalat: ½ Ananas, 1 Banane, ½ Mango, 1 TL Mandelsplitter, 1 TL Kokosmus.
Beerensoße: 100 g Erdbeeren, 100 g Heidelbeeren und 50 g Himbeeren.

Obstsalat: Obst waschen, schneiden, schälen und mit Mandelsplittern vermischen.
Beerensoße: Obst im Mixer vermischen.

Die Beerensoße über den Obstsalat gießen und etwas Kokosmus drüberstreuen.

Müsli

Basenreiches Müsli Variante 1

1 TL Hirse, 1 TL Buchweizen, 1 TL Amarant, 1 Bio-Apfel, 1–2 TL Rosinen, 1 EL Kokosmilch, 1 Prise Zimt.

Hirse, Buchweizen und Amarant werden wie auf der Packungsbeilage beschrieben zubereitet. Apfel waschen, klein schneiden, mit Kokosmilch, Rosinen sowie Zimt verfeinern und in das Müsli mischen.

Anstatt Kokosmilch kann auch Mandelmilch, Sojamilch oder Reismilch verwendet werden. Ebenfalls ist Sahne eine Alternative zu Kokosmilch.

Tipp: Mandelmus macht Dein warmes Müsli cremiger. Je nach Geschmack 1–2 EL Mandelmus untermischen.

Schon einmal Amarant oder Quinoa gepoppt probiert? Damit kannst Du Dein Müsli aufpeppen.

Amarant gepoppt

Gibt es fertig im Reformhaus oder ganz einfach selbst gemacht: Eine Pfanne (mit Deckel) erhitzen, Amarant hineingeben und mit Deckel schließen. Die Amarantkörner platzen nun ähnlich wie bei Popcorn.

Basenreiches Müsli Vaiante 2

2 EL Morgenstund Müsli (Firma P. Jentschura), 3 Datteln (entsteint), 1 Bio-Apfel, 1 EL Mandelmus, 1 Prise Zimt.

Morgenstund, zerkleinerte Datteln mit ca. 100 ml kochendem Wasser übergießen. 5 Min. ziehen lassen. Zerkleinerten gewaschenen Apfel, etwas Zimt und Mandelmus hinzugeben.

Basenreiches Müsli Variante 3

1 Banane, 1 Bio-Apfel, 2 TL Erdmandelflocken, Saft von ½ Zitrone, 1 EL Kokosflocken und 1 TL Mandelsplitter.

Banane zerdrücken, Apfel waschen und raspeln, beides vermischen. Die Mandelsplitter, Kokosflocken und Erdmandelflocken unter das Obst rühren. Den Zitronensaft untermischen und ein paar Minuten einwirken lassen.

Basenreiches Müsli Variante 4

5 EL Hirseflocken, 2 EL Kokosflocken, 1 Banane, einige Himbeeren, 1 EL Leinöl.

3 EL Hirseflocken in einem Topf mit etwas Wasser aufkochen. Banane zerdrücken und nach dem Aufkochen unter den Brei mischen. Umrühren und die zwei weiteren Esslöffel Hirseflocke sowie die Himbeeren dazugeben. Am Ende einen EL Leinöl dazugeben.

Smoothie

Grundzutaten

½ Ananas, 2 Kiwis, 1–2 Blätter frische Pfefferminze, 1 TL Chiasamen.

Ananasstücke, geschälte Kiwi zusammen mit den anderen Zutaten in den Mixer geben und mit etwas Wasser (ca. 200 ml) mischen.

Oder

1 Apfel, 1 Banane, 300 g Erdbeeren, 1 Handvoll Spinatblätter.

Die Äpfel waschen, zerkleinern und mit etwas Wasser (ca. 200–250 ml) in den Mixer geben. Nach und nach die gewaschenen Erdbeeren und Spinat zusammen mit der Banane ebenfalls in den Mixer hinzufügen.

Du magst es lieber etwas pikanter? Probiere einfach ein asiatisches Frühstück.

Suppe asiatisch

200 ml Kokosmilch, 200 ml Wasser, ½ Paprika, 1 Zucchini, 1 Karotte, 2 Tomaten, 2 EL Kokosöl, 1 Limette, etwas Chilipulver.

Tomaten, Zucchini, Paprika und Karotte waschen, kleinschneiden, Limette auspressen. Öl in einem Topf erhitzen, Zutaten dazugeben und kurz anbraten. Am Ende die Kokosmilch und Wasser dazugeben bis die gewünschte Konsistenz erreicht ist und alles ca. fünf Minuten auf mittlerer Stufe kochen.

Wenn Du morgens wenig oder keine Zeit hast, kannst Du Dir Dein Frühstück auch bereits am Abend vorher zubereiten. Die sogenannten Overnight Oats sind schnell vorbereitet und brauchen morgens lediglich nur noch um kleine Zutaten ergänzt zu werden.

Overnight Oats

Glutenfreie Pflanzen wie Hirseflocken, Buchweizenflocken und/oder Samen wie Chiasamen einzeln oder als Mischung über Nacht in Flüssigkeit (Wasser / pflanzlicher Milch) einweichen und morgens mit Deinem Lieblingsobst ergänzen.

Variante 1

2 EL Chiasamen, 1 Prise Stevia, Obst nach Wahl, Zimt

Du weichst 2 EL Chiasamen in einer kleinen Tasse Wasser ein. Am Morgen überschüssiges Wasser abgießen, etwas Zimt und 1 Prise Stevia hinzugeben. Die Mischung gut umrühren (am besten vor und nach dem Quellen), Obst nach Wahl und Verträglichkeit klein schneiden (z.B. 1 Banane, ½ Apfel) und ergänzen. Je nachdem, wie intensiv Du den Geschmack magst, kannst Du Zimt und Stevia bereits am Abend mit den Chiasamen in das Wasser oder die Milch geben.

Variante 2

1–2 EL Hirseflocken, 1–2 EL Quinoaflocken, Obst, Rosinen

1 Prise Zimt, Honig oder Stevia nach Geschmack, 1 EL Mandelmus, ein paar gehackte Mandeln zum Bestreuen.

Hirse und Quinoa am Abend vorher in 1 Tasse Wasser einweichen. Morgens das überschüssige Wasser abgießen. Entweder klein geschnittenes Obst und Gewürze einfach untermischen oder, wenn Du die warme Variante magst, 2 Tassen Wasser kochen, Hirse und Quinoa hinzufügen und auf kleiner Stufe ca. 5 Minuten kochen. Wasser abgießen, Zimt, Rosinen, Früchte, Mandelmus, Mandeln und Süßungsmittel hinzugeben.

Warme Speisen

Wenn Du gerne Kartoffeln und Gemüse magst, stehen Dir unendlich viele Variationen zur Auswahl, Dich mit diesen Lebensmitteln satt zu essen. Die Kartoffel hat leider immer noch den Ruf, zu viele Kohlenhydrate zu haben und damit die Figur zu ruinieren. Du wirst einen Berg Kartoffeln essen können und nicht zunehmen, wenn Du Dich an den basenüberschüssigen Regeln orientierst und Deine Kartoffeln natürlich zubereitest.

Basische Bratkartoffeln

500 g Kartoffeln (gekocht), 2–3 Zwiebeln, 2 Knoblauchzehen, 2–3 EL Kokosöl, 2–3 EL Zitronensaft, 1 EL Kümmel, Salz, Pfeffer, Paprika.

Die Kartoffeln in kleine, dünne Scheiben schneiden. Die Zwiebeln sowie Knoblauch zerkleinern und in dem Kokosöl andünsten. Kartoffeln und Kümmel hinzufügen, salzen, pfeffern, wenden und anbraten. Am Ende Zitronensaft zugeben, etwas mit Paprika bestäuben und nochmals wenden und abschmecken.

Bohnenpfanne

250 g grüne Bohnen, 30 g Kokosöl, 1 Prise Pfeffer, Kurkuma, Koriander, 1 Prise Salz.

Die Bohnen säubern und in kochendem Salzwasser für ca. 10–15

Minuten dünsten. Bohnen abgießen und in einer Pfanne zusammen mit Öl und Gewürzen wenden.

Curry-Gemüsepfanne mit Tofu

150 g Zucchini, 100 g Auberginen, 1 Zwiebel, 1 Paprika, 1 Karotte, 100 g Brokkoli, 150 g Tofu, 100 ml Kokosmilch, 1 Prise Curry, Salz und Pfeffer.

Tofu in Stückchen schneiden, Karotten, Paprika, Zucchini, Aubergine und den Brokkoli waschen und ebenfalls zerkleinern.

Zwiebel gewürfelt mit etwas Öl in einer Pfanne kurz anbraten. Das geschnittene Gemüse mit dem Tofu dazugeben, für ca. 5 Minuten mitbraten und alles mit Salz und Pfeffer nach Geschmack würzen. Kokosmilch zu dem angebratenen Gemüse hinzugeben und mit etwas Curry abschmecken. Alles nun auf mittlerer Stufe ca. 5–10 Minuten kochen lassen und ab und zu umrühren.

Gemüse mit Puten- oder Hähnchenbrust

1 Zwiebel, ½ Zucchini, 1 Paprika, 2 Tomaten, 100 g Puten- oder Hähnchenfleisch, 2 EL Kokosöl, 1 Prise Pfeffer und Salz.

Zwiebel, Zucchini, Paprika, Tomaten waschen und in Würfel schneiden. 1 EL Kokosöl in einer Pfanne erhitzen und das Gemüse bei mittlerer Hitze anbraten. Das Gemüse kann zuvor auch in etwas Knoblauch angedünstet werden.

1 EL Kokosöl in einer zweiten Pfanne erhitzen, das Fleisch in Stücke schneiden und im Öl braten. Mit Pfeffer und Salz abschmecken.

Gemüse-Pilzpfanne

250 g Brokkoli, 100 g Auberginen, 1 Zwiebel, 100 g Champignons, 30 g Kokosöl, 1 Prise Pfeffer und Salz, 1 Prise Pilzgewürz.

Gemüse klein schneiden, zusammen mit den gesäuberten Pilzen in einer Pfanne mit angewärmtem Öl und Gewürzen geben und 5–10 Minuten wenden.

Gefüllte Paprika mit Hirse

2 Paprika, 100 g Hirse, 250 ml Wasser, 1 Zwiebel, 100 g Champignons (in Scheiben), 1 EL Kokosöl, 1 Prise Majoran, Pfeffer, Salz.

Hirse gemäß Packungsangaben in Salzwasser aufkochen, etwas Gewürze nach Geschmack dazugeben und ca. 15–20 Minuten quellen lassen. Zwiebel schälen, klein schneiden und mit Champignons in Kokosöl etwas anbraten, mit der Hirse vermischen und den Gewürzen nochmals abschmecken. Paprikaschoten aushöhlen und mit der Mischung füllen, in einer gefetteten Form ca. 30–40 Minuten bei 180 Grad backen.

Gemüsesuppe

3–4 Kartoffeln, 150 g Karotten, 150 g Blumenkohl, 1 Sellerieknolle, 1 Zwiebel, 1 Paprika, Gemüsebrühe (ohne Glutamat, ohne Hefeextrakt, ohne Geschmacksverstärker, vegan von z.B. www.lebegesund.de), Petersilie, Schnittlauch, Salz, Pfeffer.

Alles waschen, zerschneiden, Kartoffeln schälen und in 2 Liter Wasser (nach Geschmack mit oder ohne Gemüsebrühe) kochen. Am Ende mit Petersilie, Schnittlauch und etwas Salz bzw. Pfeffer würzen.

Kartoffeln mit Avocadocreme

4 Kartoffeln, 1 Avocado, Saft einer ½ Zitrone, 1 Prise Meersalz und Pfeffer, ½ Schälchen Kresse.

Kartoffeln waschen, schälen, kochen. Avocado halbieren, kern entfernen, Fruchtfleisch der Avocado zerdrücken und mit Zitrone, Salz und Pfeffer mischen. Die Kartoffeln mit der Creme bestreichen und mit Kresse bestreuen.

Kartoffeln mit Pesto

2 Kartoffeln, 2 Handvoll Basilikumblätter, 4 EL Olivenöl, Kräutersalz und Pfeffer.

Kartoffeln waschen, kochen, Basilikumblätter waschen und zerkleinern. Basilikum, Olivenöl, Kräutersalz und Pfeffer zu einer Paste verrühren. Das Pesto ein paar Stunden ziehen lassen.

Die Kartoffeln in Scheiben schneiden und mit Pesto beträufeln. Das Pesto eignet sich auch für Gemüsedips oder als Brotaufstrich.

Pommes mit Guacamole und gedünstetem Gemüse

2–3 Kartoffeln, 1 Avocado, 1 Prise Pfeffer und Salz, ½ Zitrone, 3 EL Kokosöl, 1 Paprika, ½ Zucchini, ½ Aubergine, 50 g Champignons, Rosmarin.

Pommes: Kartoffeln waschen, schälen und in kleine Ecken oder Streifen schneiden, mit 1 EL Kokosöl einfetten, mit Rosmarin und Salz bestreuen. Ca. 30 Min. im Ofen bei 180 Grad kross backen.

Guacamole: Avocado halbieren, Stein entfernen und das Fruchtfleisch zusammen mit ½ Zitrone, etwas Salz und Pfeffer zerdrücken und mischen.

Gemüse: Paprika, Zucchini, Champignons und Aubergine waschen, klein schneiden und in etwas Wasser dünsten. 2 EL Kokosöl und etwas Rosmarin nach Geschmack am Ende hinzugeben.

Kürbis-Pommes

500 g Hokkaido-Kürbis waschen, in Spalten schneiden und auf ein Backblech mit Backpapier legen. 1–2 EL Olivenöl, etwas Salz und Pfeffer in kleiner Schüssel mischen und mit einem Pinsel auf die Ecken streichen (ich habe mir einen Ölzerstäuber zugelegt, der das Öl gleichmäßig aufsprühen lässt). Je nach Geschmack dann noch Paprikapulver/Chilipulver/Currypulver darüberstreuen und den Kürbis bei 180 Grad backen. Zwischendurch wenden. Backzeit kommt auf die Dicke der Spalten an, die Schale am Hokkaido-Kürbis kann mitgegessen werden.

Somit hast Du nun einige Rezeptideen, die Dir einen ersten Einstieg erleichtern. Weitere Rezepte bekommst Du auf meiner Homepage www.basischfit.com oder auch in den weiteren Büchern von Basisch fit. Aber wie genau fängst Du nun praktisch am besten an?

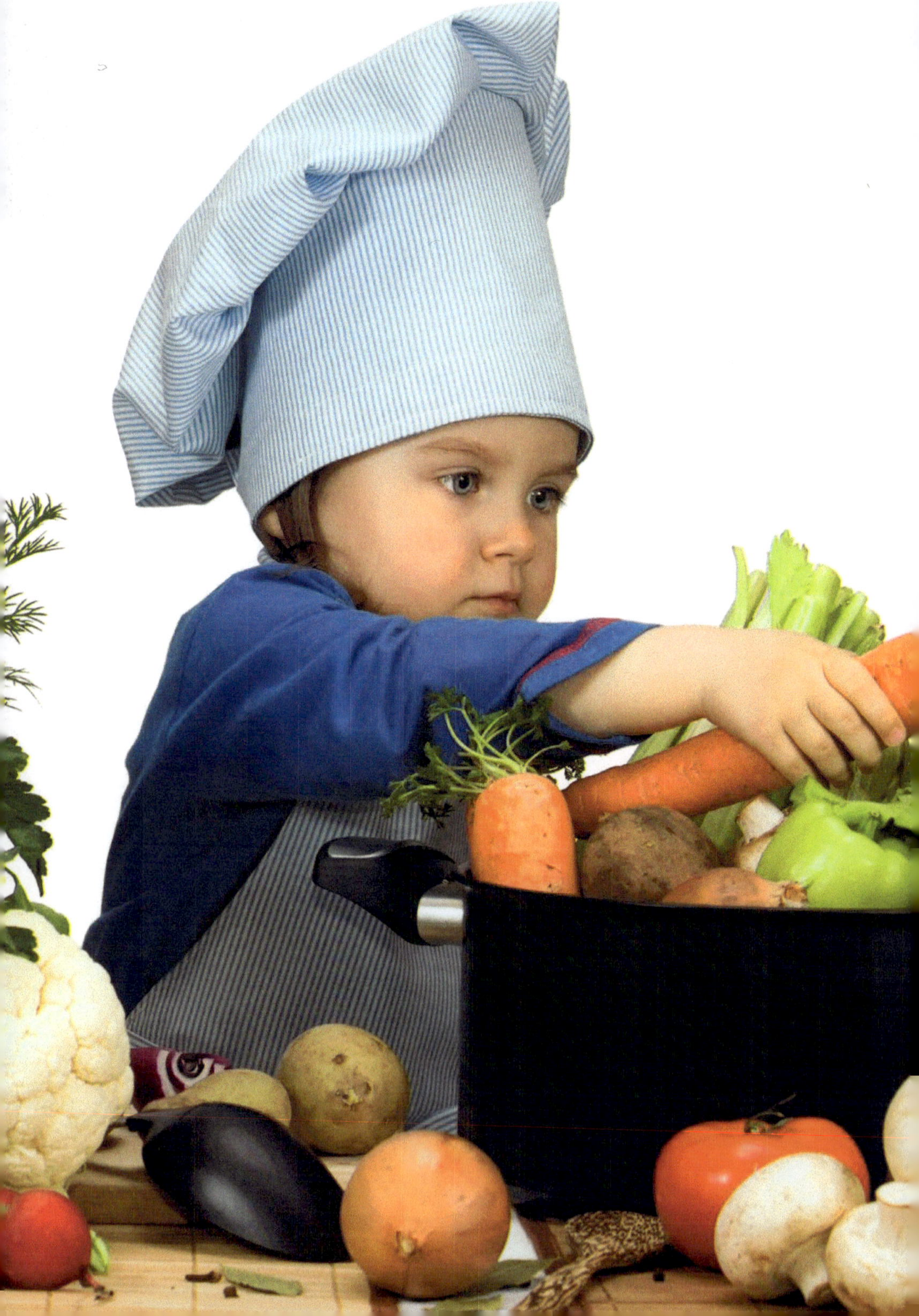

Dein Einstieg in die basenreiche Ernährung

Der Anfang

Nun hast Du einen Überblick, was Du an einem basenreichen Tag essen und wie Du Deine herkömmlichen Nahrungsmittel ersetzen kannst. Es bleibt Dir überlassen, ob Du lieber eine schnelle Umstellung durchführst oder einen etwas langsameren Einstieg möchtest. Am besten ist es immer, wir lassen alte Gewohnheiten langsam ausschleichen, reduzieren diese nach und nach, um unseren Körper langsam zu entwöhnen und uns selbst auch langsam an Neues zu gewöhnen.

Ernährungsumstellung über einen Monat

Erste Woche

Ersetze Dein bisheriges Frühstück durch ein basenreiches Frühstück. Probiere zum Beispiel einen leichten Smoothie oder einen Obstsalat aus. Steigere Deine Trinkmenge, versuche zum Beispiel zu jeder vollen Stunde ein Glas stilles mineralarmes Wasser zu trinken. Du kannst Dir auch kleine 0,5-Literflaschen (Glas) kaufen und überall drapieren, damit Du sie immer griffbereit hast.

Ersetze eine Tasse Kaffee pro Tag durch ein anderes gesundes Getränk. Bewege Dich eine halbe Stunde zusätzlich zweimal pro Woche. Einmal pro Woche ein basisches Fuß- oder Vollbad (siehe Körperpflege).

Zweite Woche

Ersetze nun neben Deinem bisherigen Frühstück auch Dein Mittagessen durch eine basenreiche Mahlzeit. Weiterhin 1–2 Liter stilles mineralarmes Wasser pro Tag und reduziere Deinen Kaffee um eine weitere Tasse. Zweimal pro Woche ein Basenbad oder basisches Fußbad, Bewegung dreimal pro Woche 30 Minuten.

Dritte Woche

Nun fügst Du neben einem basenreichen Frühstück und Mittagessen auch ein basenreiches Abendessen hinzu. Deine Getränke sollten diese Woche alle natürlich sein und hauptsächlich aus Wasser bestehen. Reduziere Deinen Kaffee in den nächsten Wochen weiterhin um eine Tasse nach Deinem Tempo, bis Du ihn vollständig ersetzt hast. Weiterhin zweimal pro Woche ein basisches Fußbad oder Vollbad, dreimal pro Woche 45 Minuten Bewegung.

Vierte Woche

In der vierten Woche ersetzt Du auch Deine bisherigen Snacks durch Gemüsesticks oder basenreiche Alternativen. Somit hast Du nun langsam alte Gewohnheiten ausschleichen lassen und kannst diese weiter Schritt für Schritt reduzieren, dafür aber basenreiche Ernährung sowie basische Bäder und Bewegung steigern.

Ernährungsumstellung über eine Woche

Tag 1

Ersetze Dein herkömmliches durch ein basenreiches Frühstück. Deine restlichen Speisen bleiben wie bisher. Trinke zusätzlich 2 Liter stilles mineralarmes Wasser und eine Tasse Kräutertee. Reduziere Kaffee um eine Tasse pro Tag.

Tag 2

Ersetze weiterhin Dein herkömmliches Frühstück und heute auch Dein Mittagessen durch eine basenreiche Speise. Dein restlicher Tag bleibt wie bisher. Wende ein basisches Voll- oder Fußbad an. Trinke zusätzlich 2 Liter stilles mineralarmes Wasser und eine Tasse Kräutertee, Kaffee bleibt um eine Tasse reduziert.

Tag 3

Ersetze Dein herkömmliches Frühstück, Mittagessen und auch Abendessen durch eine basenreiche Speise, die Zwischenmahlzeiten bleiben wie bisher. Trinke zusätzlich 2 Liter stilles mineralarmes Wasser und eine Tasse Kräutertee. Kaffee um zwei Tassen reduzieren. 30 Minuten Bewegung.

Tag 4

Nun kannst Du Deine drei basenreichen Speisen mit zusätzlich auch einem basenreichen Vormittagssnack ergänzen. Trinke zusätzlich 2 Liter stilles mineralarmes Wasser und zwei Tassen Kräutertee. Kaffee um zwei Tassen reduzieren. Führe ein Basenbad durch.

Tag 5

Du ernährst Dich weiterhin den ganzen Tag überwiegend basenreich. Trinke zusätzlich 2 Liter stilles mineralarmes Wasser. Versuche diesen Tag nicht nur vormittags gesunde Snacks zu essen, sondern auch nachmittags. Versuche bei Deinen Getränken weiterhin 1–2 Liter stilles Wasser zu trinken und Deinen Kaffeekonsum zusätzlich um eine Tasse zu reduzieren. Reduziere den Kaffee in den nächsten Tagen in Deinem Tempo weiter, bis Du diesen vollständig ersetzt hast. 45 Minuten Bewegung.

Tag 6

An diesem basenreichen Tag bleiben auch die Knabbereien am Abend basenreich und werden durch zum Beispiel Grünkohlchips ersetzt. Noch besser, Du verzichtest auf alle Knabbereien, wenn Dir nicht unbedingt danach ist. 45 Minuten Bewegung oder basisches Vollbad.

Tag 7

Nun hast Du eine basenreiche Woche geschafft und kannst nach Deinem Befinden und Ermessen Deine Ernährung weiterhin basenreich gestalten und basenreiche Lebensmittel etwas reduzieren oder erhöhen.

Hilfestellungen

Hier möchte ich Dir noch ein paar Hilfestellungen geben und auf einige Punkte eingehen, die Dir bei Deinem Einstieg noch helfen könnten.

Wie viel und welches Wasser solltest Du trinken?

Um belastende Stoffe auszuscheiden, ist es wichtig, dass Du über den Tag verteilt 2–3 Liter Wasser trinkst. Du kannst Dich an 1 Liter pro 25 kg Körpergewicht orientieren. Bei Sport pro 30 Minuten trinkst Du ½ Liter Wasser zusätzlich. Mineralarmes stilles Wasser eignet sich besonders für die Aufnahme und den Transport von Stoffwechselresten.

- Die Kohlensäure, die Dein Wasser enthält, wird meistens in einem industriellen Verfahren hergestellt, um das Wasser länger haltbar zu machen. Durch die Gasbläschen wird zudem die Magenschleimhaut gereizt, dass es bei empfindlichen Menschen sogar zu Magenschleimhautentzündung kommen kann. Auch für die Nieren kann das kohlensäurehaltige Wasser eine Belastung sein.

- Ist Dein Wasser bereits mit Mineralien gesättigt, eignet es sich nicht mehr zur Entgiftung. Die Versorgung mit Mineralien sollte aus pflanzlichen Lebensmitteln geschehen, nicht aus Deinem Wasser.

> *Es gibt auch schöne und lustige Trinkuhren, die Dich an das Wassertrinken erinnern können.*

Zu empfehlen ist Wasser aus Bioläden (z.B. Lauretana, St. Leonhards's Quelle) oder gefiltertes Wasser (z.B. Umkehrosmosefilter). Am besten drapierst Du eine große Flasche Wasser im Büro und zu Hause immer in Sichtweite und hast für unterwegs eine kleine (Glas)Flasche in Deiner Tasche oder im Auto. Im Büro kannst Du Dir angewöhnen, zu jeder vollen Stunde ein großes Glas Wasser zu trinken.
Trinkst Du viel basischen Tee, achte darauf, auf eine Tasse basischen Tee die doppelte Menge Wasser zu trinken, da der Tee Schlacken löst, die abtransportiert werden müssen.

Solltest Du Kalorien zählen?

Vielleicht bist Du es gewohnt, Kalorien zu zählen, bemerkst aber, dass Du trotz Kalorienreduktion nicht abnimmst. Häufig fehlen die Ergebnisse, weil entweder zu viele oder zu wenige Kalorien zu sich genommen werden. Lass keine Mahlzeit bei vorhandenem Hunger aus und iss Dich an natürlichen Lebensmitteln satt – aber nicht über. Wenn Du gehaltvolle gesunde natürliche Lebensmittel zu Dir nimmst, wird Dein Körper Dir sagen, wenn er genug hat. Dies bedeutet aber auch, dass eine gesunde Ernährung kein Freifahrtschein für zügelloses Essen ist und Du Dich nicht maßlos ohne

jegliches Hungergefühl endlos von Trockenobst und Mandeln ernähren kannst.
Bei verarbeiteten Lebensmitteln entsteht ein süchtiges Verlangen nach mehr. Bei natürlichen Lebensmitteln dagegen tritt eine sättigende Wirkung ein und Du wirst Dich langanhaltend gestärkt fühlen. Du musst weder auf (gesunde) Kohlenhydrate noch Fette oder Eiweiße verzichten. Dein Körper benötigt Kohlenhydrate für die Energiegewinnung und Eiweiße und Fette zur Erhaltung Deiner Körperfunktionen. Dein Ziel ist es, gesund und schlank und nicht krank und dürr auszusehen.

Lege Deinen Schwerpunkt auf den Nährstoffgehalt und reduziere Säuren anstatt Kalorien!

Das Problem beim Kalorienzählen ist häufig, dass dabei nicht darauf geachtet wird, was in diesen Kalorien steckt. Ein Nahrungsmittel kann wenige Kalorien enthalten, aber verarbeitet und damit ungesund sowie leer sein. Bei Basisch fit geht es jedoch darum, Kalorien zu sich zu nehmen, die reich an Nährstoffen sind und Deinen Körper stärken und nähren. Bei der Aufnahme von leeren Kalorien wird unser Körper gezwungen, sich seine Mineralien aus seinen Depots zu holen. Haarausfall, schlechte Zähne, fahles Aussehen sind nur einige der ersten Anzeichen des daraus resultierenden Mineralstoffmangels. Die Basisch-fit-Leitlinie basiert auf der Reduktion von Säuren, nicht auf der Reduktion von Kalorien. Indem Du jedoch bei einer Säurereduktion automatisch auf schlechte Kohlenhydrate mit hoher Kalorienzahl verzichtest, wirst Du auch automatisch weniger Kalorien zu Dir nehmen.

Wie gehst Du mit Versuchungen um?

Wenn um Dich herum nicht gesund gegessen wird, Ungesundes zu Hause herumsteht und Deine Kollegen Dir im Büro ständig Kuchen anbieten, wird es Dir vielleicht schwerfallen, der Versuchung zu widerstehen. Leider ist das Einzige, was Du hier tun kannst, an Deiner Willensstärke zu arbeiten und öfter nein zu sagen.

Ein „Nein" zu anderen ist ein „Ja" zu Dir selbst und das solltest Du Dir durchaus erlauben. Du kannst niemanden zwingen, sich so zu ernähren, wie Du es möchtest, aber dasselbe gilt auch im umgekehrten Fall. Nur weil Ungesundes vor Deiner Nase steht, bedeutet dies nicht, dass Du gezwungen bist, zuzugreifen. Es ist DEINE Entscheidung. Dies wird zunächst nicht einfach sein und Dir vielleicht nicht immer gelingen. Vorwürfe helfen nach einem Überessen aber nicht und auch kein langes Grübeln und schlechte Laune. Lerne daraus, reagiere das nächste Mal anders und mach weiter. Plane im Voraus, bereite Dich vor und frage Dich immer, ob Dein momentanes Handeln Dich dabei unterstützt, Dein Ziel zu erreichen. Wenn nicht, lass es! „Nein" sagen wird Dir irgendwann nicht mehr ungewohnt vorkommen.

"If you keep good food in your fridge you will eat good food!"
Erick McAdams

Was isst Du im Büro und unterwegs?

Für Deine Verpflegung im Büro fülle Dir Deine Frischhaltebox(en) mit gesunden Lebensmitteln und richte Dir vor Ort Deinen eigenen kleinen Vorratsschrank ein. Deine Box kann Obst, Gemüsesticks, Nüsse, Gemüsechips und Mandeln zum Knabbern sowie selbst gemachte (oder gekaufte) Snackriegel beinhalten. Es gibt viele tolle Boxen aus Edelstahl für eine gesunde und umweltfreundliche Aufbewahrung, in denen Du Deine Zutaten getrennt voneinander aufbewahren kannst. Mit Gewürzen und Kokosmus zum Verfeinern, Chiasamen, Kokosmilch, Matcha und Ingwer kannst Du Deinen Vorratsschrank auffüllen, um Dir unterschiedliche Getränke und kleine Snacks zuzubereiten oder zu verfeinern. Chiasamenpudding kannst Du Dir im Büro schnell aus den Chiasamen und einer pflanzlichen Milch zubereiten ebenfalls wie basenreiche Müsli aus glutenfreien Pflanzen mit Trockenfrüchten und Obst.

Für mittags ist es immer möglich, sich seinen Salat schon zu Hause vorzubereiten oder in der Kantine etwas bei der Salatbar zu finden, sofern das Angebot einer Kantine bei Dir besteht. Außerdem kannst Du Dir zum Beispiel Gemüsebratlinge, Kartoffeln und Avocados mitnehmen. Auch sind gehaltvolle Smoothies in einer Glasflasche eine Möglichkeit, für etwas Abwechslung im Büro zu sorgen.

Selbst auf Reisen findet sich immer etwas Gesundes. Sicherlich etwas teurer, aber auf Bahnhöfen und Flughäfen gibt es mehrere Möglichkeiten, Obst zu kaufen, wenn Du Dich nicht ausreichend vorbereitet hast. Richte Deine Augen bewusst auf gesundes Essen und Du wirst dieses auch im Urlaub und unterwegs finden.

Essen im Restaurant und an Feiertagen

- Iss einen kleinen Obstsnack oder ein paar Mandeln, bevor Du das Haus verlässt und essen gehst, so hast Du unkontrolliertes und unbewusstes Handeln besser im Griff.

- Lass Dir von der Bedienung ein veganes oder vegetarisches Menü empfehlen. So musst Du nicht lange in der Speisekarte suchen und die Bedienung wird Dir sicherlich auch gerne etwas nach Deinem Geschmack zusammenstellen.

- Bestelle Dir die Soßen extra, so dass Du diese lediglich als Dip nutzen kannst, ohne Deine Speisen darin zu ertränken. Viele Beilagen sind gebraten oder enthalten unnütze Zusatzstoffe. Ersetze diese Beilagen und frage stattdessen nach Gemüse oder kleinen Ofenkartoffeln.

- Frittiertes ersetze einfach durch Gegrilltes oder Gekochtes. Grundsätzlich führen sowohl Vorspeisen als auch Getränke schnell zu einem Übermaß. Wie wäre es, nicht alle Menügänge mitzunehmen, sondern die Vorspeise auszulassen?! Entscheide Dich: Vor- ODER Nachspeise. Entweder oder. Halte Deine Portionsgrößen bei den Säurespendern klein und vermeide es, Dir aus Geselligkeit Nachschlag zu holen.

- Was machst Du, wenn Dir Extras wie Käse und Baguette angeboten werden? Sage einfach „nein danke"! Wenn das Brot erst mal auf dem Tisch steht, ist es zu spät! Weise die Bedienung am besten sofort bei der Bestellung darauf hin, dass kein Brot gewünscht ist.

- Hast Du Dich an Feiertagen im Restaurant oder bei Einladungen sehr säurebildend ernährt, wäre es möglich, sich den nächsten Tag rein basisch zu ernähren oder einen Obsttag einzulegen. Eine Extraportion an Mineralstoffen wird Dir zusätzlich helfen, wieder in die Spur zu kommen. Hier kannst Du zum Beispiel zu Gerstengras oder Pflanzengranulat greifen, welche besonders viele Nährstoffe enthalten. Gerstengraspulver und Wurzelkraft bekommst Du im Reformhaus. Wurzelkraft ist ein Pflanzengranulat aus einer Vielzahl von Pflanzen, welches von Deinem Körper in dieser natürlichen Form besonders gut aufgenommen wird und sich durch seine Vielfalt auszeichnet. Das Gerstengraspulver ist ebenfalls eine gute Quelle an zusätzlichen Nährstoffen und liefert zusätzlich besonders viel Chlorophyll. Dieses unterstützt die Bildung neuer Blutzellen und wirkt antibakteriell. Zusätzlich bieten sich für einen Ausgleich von stark säurelastigen Abenden auch Basenbäder an, um die angefallenen Gifte schneller wieder aus dem Körper zu befördern.

Mit der Zeit wirst Du bewusster auf die gesunden Angebote auf der Speisekarte achten und seltener zu Pasta und Pizza greifen. Die Ausnahmefälle bleiben Ausnahmen. Wenn Du aber regelmäßig mit Freunden oder beruflich auswärts essen gehst, wirst Du jedoch lernen müssen, öfter nein zu sagen und eine andere Auswahl zu treffen. Du darfst und kannst das.

Spezialthemen zu Teil I

Im Anschluss an das Thema der basenreichen Ernährung möchte ich mir es nicht nehmen lassen, auf einige Themen noch zusätzlich einzugehen. Dies sind die Themen:

- Superfoods
- Einfluss einer basenreichen Ernährung auf Deine Stimmung
- Vorzeitige Hautalterung
- Schwangerschaft bzw. Kinder und basenreiche Ernährung.

Natürliche Nahrungsergänzungsmittel (NEM) und Superfoods

Bei einer basenreichen Ernährung kommt häufig das Thema Superfoods und Nahrungsergänzungsmittel zur Sprache. Eine gesunde Ernährung schließt diese nicht aus und Du kannst zusätzlich speziell auf bestimmte Lebensmittel achten, die eine besonders hohe Nährstoffdichte haben, oder aber hochkonzentrierte Mineralien und Vitamine in Form von natürlichen Ergänzungsmitteln zu Dir nehmen.

Superfoods sind natürliche, nicht industriell hergestellte Lebensmittel, die einen hohen Anteil an Vitaminen, Mineralstoffen, Enzymen, Aminosäuren und Antioxidantien enthalten und daher überdurchschnittlich gesund sind. Vielleicht ist das Wort Superfood zunächst etwas befremdlich für Dich. Hört sich eher künstlich und nach Trend an. Dabei handelt es sich lediglich um einige altbewährten Lebensmittel aus der Natur, die aufgrund ihrer natürlichen Zusammensetzung und gesunder Nährstoffe besonders wertvoll und wichtig für uns sind. Es braucht keine Herstellung aus dem Labor, selbst einige spezielle natürliche Lebensmittel aus unserem Garten gehören zu den sogenannten Superfoods. In der heutigen Zeit bedarf es aber anscheinend etwas Marketing, um auf Mutter Natur aufmerksam zu machen.

Zusätzliche Mineralien kannst Du je nach individueller Ausgangslage und Bedarf nehmen. Niemand sollte sich gezwungen sehen, Nahrungsergänzungsmittel oder sogenannte Superfoods zu sich zu nehmen. Du solltest hier nach Deinem Gefühl und Bedürfnis gehen, Deinen Vitamin- und Mineralstoffbedarf zusätzlich auszugleichen. Bei Nahrungsergänzungsmitteln sollte darauf geachtet werden, dass diese möglichst unbehandelt und ohne Zusatzstoffe sind. Ziehe am besten einen Heilpraktiker oder Arzt auf Naturheilbasis zur Beratung hinzu.

Natürliche Ergänzungsmittel kannst Du in Form von Superfoods wie zum Beispiel Avocados und Mandeln sowie als Auszüge bestimmter Mineralien oder Vitamine zu Dir nehmen. In diesem Fall ist es jedoch wichtig, dass diese Extrakte in natürlicher reiner Form ohne Zusätze eingenommen werden, so dass diese bestmöglich vom Körper aufgenommen werden können.

Synthetisch hergestellte anorganische Vitamin-Präparate sind oftmals für den Körper von minderwertiger Qualität und können von unserem Organismus nicht richtig verarbeitet werden. Letztendlich wirst Du aber auch durch die Zufuhr von natürlichen Nahrungsergänzungsmitteln kaum alle Säuren und Schadstoffe ausgleichen können, wenn Du diese nicht gleichzeitig auch reduzierst.

Folgende Superfoods können als tägliche Ergänzung zu den Mahlzeiten dienen, um den Körper mit wichtigen Mineralien und Vitaminen zu versorgen.

Acai-Beeren

Diese Beeren enthalten mehr Antioxidantien als Preiselbeeren oder Orangen. Antioxidantien fangen freie Radikale, die sonst die Zellen angreifen würden. So kann der Alterungsprozess verlangsamt oder Krankheiten verhindert werden.

Camu Camu

Die Camu Camu-Beere enthält eine Menge verschiedener sekundärer Pflanzenstoffe und bringt das Immunsystem auf Trab. Die Frucht wird seit Jahrzehnten erforscht und gilt bei vielen Wissenschaftlern als eine der besten Quelle von pflanzlichem Vitamin C mit hervorragenden antioxidativen Eigenschaften (Universidade

Luterana do Brasil/PubMed; 2012). Im Herbst und Winter kann Camu Camu zum Beispiel Erkältungen vorbeugen.

Chiasamen

Chiasamen kannst Du gut als Ergänzung zusammen mit Deinem Müsli essen oder mit Smoothies mixen. Sie sind reich an Omega-3-Fettsäuren, Proteinen, Eisen und Vitaminen.

Goji-Beeren

Goji-Beeren sind nicht nur lecker, sondern auch reich an Antioxidantien und stärken das Immunsystem. Gojibeeren können zum Beispiel Dein Müsli ergänzen.

Granatapfel

Die Kerne des Granatapfels sind kleine Vitaminbomben und enthalten zudem Mineralstoffe und Spurenelemente. Sie haben positive Auswirkungen auf den Blutzuckerspiegel und Herz-Kreislauf-Erkrankungen. Die Kerne schmecken besonders als Topping eines Bananensmoothies.

Matcha Tee

Auch der bereits angesprochene Matcha Tee gehört zu den Superfoods. Der gemahlene Grüntee, der durch seinen hohen Koffeingehalt ein sehr guter und auch gesunder Wachmacher ist, enthält zusätzlich Antioxidantien, die den Alterungsprozess verlangsamen sollen.

Gojibeeren, Chiasamen und Matcha sind Superfoods, die Du längst in fast allen Bioläden und Reformhäusern so selbstverständlich finden wirst wie im Supermarkt die Milch. Doch warum in die Ferne schweifen, das Gute liegt doch so nah.

Wie bereits erwähnt, sind Superfoods lediglich Lebensmittel mit einem hohen Vitamin- und Nährstoffgehalt. Von einem exotischen Namen als Voraussetzung, um das Prädikat Superfood zu erhalten, war nie die Rede. Lebensmittel mit hoher Nährstoffdichte gibt es auch bei uns in Deutschland!

Heimische Superfoods

Aroniabeere

Aroniabeeren kommen uns häufig im Reformhaus unter die Augen und auch wenn sie ursprünglich aus Nordamerika stammen, findet man sie schon seit Jahrzehnten in Russland oder Polen und ebenso wird sie bei uns angebaut und findet sich daher tatsächlich schon einmal in Nachbars Garten. Also fast heimisch. Sie enthält hohe Mengen an Eisen, Folsäure, Vitamin-K, Riboflavin (B2) und Provitamin A. Wirklich außergewöhnlich ist ihr sehr hoher Wert an antioxidativen Stoffen. Besonders hervorzuheben ist hier der immense Gehalt an Anthocyanen und Procyanidinen (OPC). Das OPC sorgt auch für die Farbe und den Geschmack der Beere. Mit ihrem hohen Gehalt an Antioxidantien wird die Aroniabeere gerne als eine Unterstützung zur Reduzierung von Folgen aus Stress, Strahlungen oder Giften, die uns täglich belasten, empfohlen.

Brokkoli

Brokkoli ist ein Lebensmittel, welches für Dich vielleicht nicht ungewöhnlich ist. Brokkoli kann sich aber tatsächlich getrost zu den Superfoods zählen. Warum? Brokkoli enthält zum Beispiel Sulforaphane und Indol-3-Carbinol. Diese Inhaltsstoffe zerstören aufgenommene krebsverursachende Substanzen und werden in der Krebstherapie erforscht (University of Michigan/PubMed; 2010). Integriere Brokkoli in Deine Gemüsepfannen und Du hast einen leckeren und wirkungsvollen Gesundheitsbooster auf dem Speiseplan!

Gerstengras

Jeder zweite denkt bei Gerste an Bier. Bevor die Gerste jedoch blüht und ausgereift ist, besitzt sie einen unwahrscheinlich hohen Gehalt an Vital- und Nährstoffen. Gerstengras für Gerstengraspulver wird also in einem sehr frühen Wachstumsstadium gewonnen. In Gerstengras sind neben Kupfer, Schwefel, Kalzium und Magnesium auch die B-Vitamine als Inhaltsstoffe zu nennen sowie der hohe Gehalt an Eisen (5-mal mehr Eisen als Spinat) und natürlich Chlorophyll. Chlorophyll ähnelt von seinem Aufbau her dem menschlichen Blutfarbstoff und ist sehr hilfreich bei Stress. Gertengraspulver stärkt zudem das Immunsystem und wirkt antibakteriell. Wichtig zu erwähnen wäre noch, dass Gerstengras bis zu 45 % aus Enzymen besteht. Sehr bedeutend für einen einwandfreien Stoffwechsel und dafür, dass Vitamine und Mineralstoffe in unserem Körper verarbeitet werden können. Gekauftes Gerstengras sollte aus biologischem Anbau stammen und 100 % reines Pulver ohne Zusätze sein. Oftmals finden sich Inhaltsstoffe wie Maltodextrin, die vermieden werden sollten. Zusatzstoffe können ohne Kennzeichnung mit Hilfe gentechnisch veränderter Mikroorganismen hergestellt sein. Gerstengras kann aber natürlich auch im Garten selbst oder sogar auf dem Balkon angepflanzt werden.

Hagebutte

Die Hagebutte darf sich mit ihrem hohen Gehalt an Vitamin C gerne als Superfood bezeichnen, genauso wie Sanddorn. Die Hagebutte enthält fünfmal mehr Vitamin C als Zitronen. Ihr Fruchtfleisch schmeckt mild süß-säuerlich. Leider häufig noch unbekannt, Hagebuttenpulver soll eine starke entzündungshemmende Wirkung haben und damit vor allem Arthrose-Patienten helfen. Das Pulver mit seinem hohen Vitamin-C-Gehalt soll helfen Gelenkschmerzen zu lindern.

Heidelbeere

Im Sommer gibt es natürlich einige Superfoods mehr zu entdecken, so zum Beispiel die Heidelbeere. Heidelbeeren sind einzeln, im Obstsalat oder in einem Smoothie sehr beliebt, die Möglichkeiten sind unbegrenzt. Heidelbeeren enthalten Polyphenole, die den Alterungsprozess aufhalten sollen und, ähnlich wie Cranberries, gerne bei Blasenentzündungen empfohlen werden.

Kürbis

Pseudoheimisch. Bei uns in Deutschland ist zum Beispiel der Hokkaido-Kürbis sehr beliebt. Seine ursprüngliche Heimat ist eine gleichnamige Insel in Japan, seit ca. 20 Jahren wird der Hokkaido-Kürbis jedoch auch in Europa und bei uns in Deutschland angebaut. Der Kürbis an sich ist vielleicht eher unspektakulär und wird nicht wirklich mit Superfoods in Verbindung gebracht, hat es aber in sich. Der Kürbis ist nicht nur kalorienarm und lecker, sondern liefert uns sehr viele Mineralien, wobei hier besonders Kalium hervorsticht. Zudem enthält das Lebensmittel eine extra Portion Beta-Carotin (daher auch die orange Farbe), ein guter Schutz vor Herz- und Gefäßerkrankungen.

In Deutschland sind Hokkaido-, Butternuss- oder Muskatkürbis sehr gängig. Beliebte Speisen sind Kürbissuppe, gebackener Kürbis, Kürbispüree und Kürbischutney. Kürbiskerne sind im Salat oder im Müsli gut verwendbar.

Rote Bete

Rote Bete ist bekannt für ihre große Menge Folsäure. Allerdings ist das bei Weitem nicht alles, denn dieses heimische Superfood enthält zudem noch einen sehr bedeutenden sekundären Pflanzenstoff, Betain. Dieser macht die Rote Bete zu einem wichtigen Bestandteil bei Entgiftungskuren. Betain trägt durch die Stimulation der Leberzellen dazu bei, dass der Körper Säuren, Schlacken und Toxine schneller ausscheiden kann.

Walnüsse

Walnüsse sind ebenso eine sehr gute Wahl, Dir etwas Gutes zu tun. Sie sind sehr reich an Omega-3-Fettsäuren (wirken sich positiv auf unsere Hirnstruktur, Nervenbahnen und unsere Stimmung aus) und zusätzlich auch an Mineralien, Vitamine und Antioxidantien.

Wildpflanzen

Sehr wichtige Superfoods, die bei uns in Deutschland wachsen, sind Wildpflanzen wie Brennnessel oder auch Löwenzahn. Damit sind auch wirklich Wildkräuter gemeint und nicht der herkömmliche Salat, wie wir ihn im Supermarkt kaufen.

Brennnessel

Die Brennnessel zum Beispiel enthält auf 100 g 185 mg Chlorophyll a und 173 mg Chlorophyll b. Im Vergleich, der oft so angepriesene Spinat weist dagegen nur 95 mg Chlorophyll a und 20 mg Chlorophyll b auf.

Löwenzahn

Wer kennt ihn nicht, unsere Pusteblume. Doch auch Löwenzahn zählt zu den Superfoods und macht sich sehr gut in Deinem Salat. Das Kraut soll bei Gallensteinen, Beschwerden mit der Leber und bei Nierenproblemen helfen. Neben der Verwendung im Salat eignen sich die Blätter ebenfalls wunderbar, um Smoothies oder Tee herzustellen. Auch für die Entgiftung des Körpers wird der Saft des Löwenzahns gerne verwendet.

Weitere heimische Superfoods sind zum Beispiel Mohn oder auch Giersch. Es gibt also auch bei uns in Deutschland einige saisonal unterschiedliche sehr nährstoffreiche Lebensmittel, die uns helfen, gesund zu bleiben und uns von innen zu stärken. Einfach beim nächsten Spaziergang bewusst darauf achten, was demnächst alles auf Deinem Teller landen könnte.

Top-Nahrungsergänzungsmittel (NEM)

Folgend findest Du eine Übersicht beliebter NEM/Superfoods basierend auf persönlichen Erfahrungen.

PRODUKT	*EMPFEHLUNG*
Blütenpollen	*Stoffwechsel, Hormonschwankungen*
Chiasamen	*Entzündungshemmend, Hautprobleme*
Gerstengras	*Immunsystem, Müdigkeit, Anti-Aging, Haarwachstum*
Kolloidales Silber	*Parodontose, natürliches Antibiotika (Viren und Bakterien)*
Kokosöl	*Hautelastizität, Entgiftung*
Leinsamen	*Falten*
MSM – Methylsulfonylmethan (organischer Schwefel)	*Parodontose, Allergien, Arthrose, Schmerzmittel*
Nachtkerzenöl	*Neurodermitis*
OPC – Oligomere Procyanidine (Traubenkernextrakt)	*Akne, Alterungsprozess, Stärkung des Immunsystems*
Vitamin C	*Parodontose, Falten, Erkältungen*
Wurzelkraft	*Haarausfall, Stärkung des Immunsystems, Müdigkeit*
Zeolith (Vulkangestein)	*Entgiftung, Abnehmen*

Einfluss der basenreichen Ernährung ...

... auf Deine innere Stimmung

Durch die basenreiche Ernährung wirst Du Dich wahrscheinlich nicht nur körperlich besser fühlen, sondern auch geistig. Viel zu häufig wird das Zusammenspiel unserer Ernährung und unserer Psyche unterschätzt. Schokolade macht doch glücklich, denkst Du. Richtig. Allerdings nur kurzfristig, denn ungesundes Essen kann langfristig durchaus ungesunde schwere Gedanken zur Folge haben. Durch die bestehende Verbindung von Gehirn und Darm könnte eine gestörte Darmflora durch eine ungesunde Ernährung auch unser Denken, Verhalten und Befinden beeinflussen. Vielleicht kennst Du auch das Gefühl, dass Du nicht richtig denken kannst und nicht klar im Kopf bist (brain fog).

Den wenigsten ist bekannt, dass Lustlosigkeit und Antriebsschwäche auch in körperlichen Ursachen und zwar in einem ungesunden Darm begründet liegen könnten.

Das Zusammenspiel von Darm und Gemütsstimmung

Genau wie wir Nervenzellen im Gehirn haben, umgeben auch mehrere Millionen Nervenzellen unseren Darm. Somit ist naheliegend, dass dieser eng mit unserer Stimmung und unserer Laune in Verbindung stehen könnte. Das Glückshormon Serotonin ist Dir sicherlich bekannt. Wusstest Du, dass über 90 % des Serotonins im Darm produziert wird? Und nur 1 % im Gehirn? Immer wenn unser Darm Botenstoffe wie Serotonin oder Dopamin ausstößt, werden diese Informationen über das Nervensystem weitergeleitet. Auf diese Weise kann der Darm also auch durchaus eine Wirkung auf schlechte Laune, Fröhlichkeit, Müdigkeit und Vitalität haben. Dein Bauch lenkt Deine Laune!

In diesem Zusammenhang konnten einige Studien mit Mäusen den Einfluss des Darms auf das Verhalten aufzeigen. Es wurde beobachtet, dass Mäuse mit einem entzündlichen Darminfekt sich überdurchschnittlich ängstlich verhielten. Wurde der Darm mit guten Darmbakterien wieder aufgebaut, normalisierte sich ihr Verhalten und ihre Angst nahm ab. Weitere Studien wie z.B. die des Instituts für Experimentelle und Klinische Pharmakologie der Medizinischen Universität Graz zeigen ebenfalls einen engen Zusammenhang von Darm und Psyche.

Für einen gesunden Darm sind folgende Punkte besonders zu beachten

- Verzichte auf herkömmliches Getreide und verarbeitete Lebensmittel.
- Vermeide (nur nach Absprache mit dem Arzt) Medikamente (oder nimm während der Behandlung zusätzliche Probiotika).
- Verzichte auf Industriezucker.
- Verzehre reichlich grünes Gemüse.
- Sorge für den Aufbau Deiner Darmflora (milchsauer fermentierte Nahrung wie Brottrunk, Sauerkraut).

Nachdem sich Dein Körper von belastenden Stoffen befreit hat, wirst Du wahrscheinlich merken, wie Du klarer, besser und schneller denken kannst. Deine Konzentrationsfähigkeit wird zunehmen und Du wirst Dich wahrscheinlich wacher und belastbarer fühlen. Behalte jedoch im Hinterkopf, dass es in der Umstellungsphase zunächst auch zu einer Verschlimmerung Deines Wohlbefindens kommen kann.

Solltest Du unter Stimmungsschwankungen leiden, ist neben gesunder Ernährung die Bewegung (besonders an der frischen Luft) ebenfalls ein wichtiges Thema, was eigentlich bekannt ist, aber vielen Menschen zu simpel erscheint.

Mehrere Studien belegen den positiven Einfluss von sportlichen Aktivitäten auf unsere Verfassung (New York State Psychiatric Institute/PubMed; 2009). Bei einer körperlichen Betätigung werden wir von ständigen Grübeleien abgelenkt und unser Körper schüttet Endorphine aus, die unsere Stimmung heben. Es entstehen positive Gefühle und wir fühlen uns besser.

Du hast keine Lust zum Sport? Eine der leichtesten und bequemsten sportlichen Einstiegsmöglichkeiten ist das Trampolin. Bereits leichtes Schwingen kann unsere Psyche positiv beeinflussen. Beim Schwingen werden Glückshormone freigesetzt, die für Wohlbefinden sorgen, wie ein Stimmungsaufheller wirken können und dem Stressabbau dienen.

... auf vorzeitige Hautalterung und Haarausfall

Hautalterung

Sicherlich denkst Du, dass mit dem Alter automatisch die ersten Anzeichen wie graue Haare, Haarausfall und Falten kommen. Letztendlich kannst Du durch Deine Ernährung und zusätzlich mit basischer Hautpflege sehr viel für die Erhaltung Deines Aussehens beitragen. Dein Körper benötigt Nährstoffe von innen, um Zellen aufzubauen und zu reparieren. Nimmst Du diese in natürlicher Form ausreichend zu Dir, wirst Du volles Haar, feste Fingernägel und gesunde Knochen länger erhalten können. Laut Studien wirken sich zum Beispiel besonders Lebensmittel mit reichlich Vitamin C positiv auf das Hautbild aus und verlangsamen die Hautalterung (Cosgrove, M. C. et al/ American Journal of Clinical Nutrition, 2007). Um Deine Haut mit Vitamin C von innen zu unterstützen, bieten sich in diesem Zusammenhang Sanddorn, Hagebutte, Acerola oder die Camu Camu Pflanze an. Besonders empfehlenswert für die Elastizität Deiner Haut ist Silizium mit seinem hohen Wasserbindungsvermögen. Weiterhin neutralisiert Silizium schädliche Säuren, unterstützt den Aufbau Deines Bindegewebes und kann schon nach ein paar Wochen nicht nur Deine Hautstruktur verbessern, sondern sich auch positiv auf Fingernägel und Haare auswirken. Silizium ist hauptsächlich in pflanzlichen Lebensmitteln wie Hirse oder Mais enthalten. Eine weitere Möglichkeit, Deine Haut zu stärken, ist OPC (oligomeren Proanthocyadinewir), auch als Vitamin P bekannt. OPC wird aus Traubenkernextrakt gewonnen und zählt mit zu den stärksten Antioxidantien. Das Vitamin soll die 20-fache Wirkung von Vitamin C und die 50-fache Wirkung von Vitamin E haben. OPC bekommst Du im Reformhaus als Kapseln oder auch in Pulverform zum Einrühren in Getränke.

Haarausfall

Besonders bei Haarausfall denken die meisten Menschen, dies sei ausschließlich genetisch bedingt. Haarausfall kann jedoch auch eine Folge von Mineralstoffverlust sein, wenn unser Körper auf unsere Nährstoffdepots im Haarboden zurückgreift. Säurebildner wie Stress, Kaffee, Süßigkeiten, Alkohol und Zigaretten können zu einer Plünderung speziell der Nährstoffdepots im Haarboden führen. Die Mineralien werden zur Neutralisation der Säuren herangezogen. Eine Remineralisierung könnte das Wachstum der Haare durch eine ausreichende Mineralstoffversorgung wieder begünstigen.

Maßnahmen bei Haarausfall

- Sehr basenreiche Lebensmittel (glutenfreie Pflanzen, Avocados, Wildkräuter)
- Remineralisierung – zusätzliche Einnahme von pflanzlichen Nahrungsergänzungsmitteln (z.B. Pflanzengranulat)
- Entsäuerung – Ausscheiden von Säuren und (Umwelt-)Giften durch basische Bäder
- Zufuhr von Silizium als zusätzliche Maßnahme

Du solltest wissen, dass Dein Körper in erster Linie an Deinen Körperfunktionen und nicht an Deiner Schönheit interessiert ist. Dies bedeutet, dass, obwohl Du Dich gesünder ernährst und eine ausgeglichene Lebensweise führst, sich die Ergebnisse nicht so schnell zeigen wie Du dir vielleicht erhoffst. Mineralien und Vitamine nutzt Dein Körper zunächst für die Erhaltung Deiner Organe. Bleibt dann noch etwas an Nährstoffen übrig, werden diese für unsere Mineralstoffdepots, die Haut und Haare versorgen, genutzt. Eine kontinuierliche und langanhaltende Versorgung mit basenreichen Lebensmitteln ist daher eine Voraussetzung für ein gesundes Äußeres. Nur mit einer langfristigen basenreichen Ernährung legst Du also den Grundstein für kräftiges Haar, festes Bindegewebe und einen gesunden Teint.

... auf Schwangere und Kinder

Häufig taucht die Frage auf, ob sich eine basenreiche Ernährung auch in der Schwangerschaft empfiehlt. Damit ein Kind sich in der Schwangerschaft optimal entwickeln kann, braucht die Mutter genügend Mineralien und Vitamine sowohl für sich als auch für das im Bauch heranwachsende Kind. Fehlende Nährstoffe können sich negativ auf das Neugeborene auswirken, was in Studien untersucht wurde. So konnte zum Beispiel bei einer fastfoodlastigen Ernährung in der Schwangerschaft eine Reduzierung der Muskelkraft bei Kindern festgestellt werden (The Royal Veterinary College/ PubMed; 2009).

Probleme wie Haarausfall und der Verlust eines Zahns während der Schwangerschaft sind nach der Auffassung vieler Naturheilkundler bei einer ausreichenden Nährstoffversorgung der Mutter vermeidbar. Die beste Grundlage ist hier eine basenüberschüssige Ernährung, die reich an Omega-3-Fettsäuren ist, was besonders für die Gehirnentwicklung des Babys von Bedeutung ist. Da Mütter während der Schwangerschaft für ausreichend Nährstoffe sorgen sollten, bieten sich hier besonders hochwertige pflanzliche Nahrungsmittel an, wie zum Beispiel Pflanzengranulate. Diese sind auch eine Unterstützung für das Gewebe des wachsenden Baby-Bauchs.

Die Informationen zu dem Thema basische Ernährung und Körperpflege in der Schwangerschaft sind angelehnt an die Empfehlungen aus der Schwangerschaftsbroschüre von P. Jentschura, die viele werdende Mütter sehr empfehlen.

Oftmals wird in der Schwangerschaft anstatt doppelt so gut leider doppelt so viel gegessen. Dabei wird außer Acht gelassen, dass es nicht um die Menge, sondern um den Nährstoffgehalt gehen sollte. Der Fokus sollte auf Lebensmitteln mit vielen Vitaminen und Mineralstoffen liegen und nicht auf einer doppelten Kalorienzahl. Eisen, Folsäure und Jod sowie Omega-3-Fettsäuren sind hier besonders hervorzuheben. Eisen kann zum Beispiel über Amarant, Quinoa und Hülsenfrüchte aufgenommen werden.

Die wenigsten wissen, dass das Fruchtwasser einen pH-Wert von ca. 8–8,5 hat und Babys daher in einer basischen Umgebung aufwachsen. Eine basische Körperpflege während und nach der Schwangerschaft ist somit von besonderer Bedeutung. Die basische Körperpflege hilft dem Organismus, während der Schwangerschaft überschüssige Säuren zu entsorgen, und führt zu einer Entlastung und einem besseren Körpergefühl. Auch unterstützt eine basische Körperpflege das Gewebe und ein sauberes und gesundes Fruchtwasser.

Für die Hautpflege während der Schwangerschaft empfehlen sich besonders basische Strümpfe, basische Polster und basische Bäder.

Natürlich ist eine basenreiche Ernährung auch über die Schwangerschaft hinaus ein wichtiger Bestandteil für die Gesundheit eines Kindes. Leider sind die Lieblingsspeisen bei Kindern oftmals industrielle Süßigkeiten, Spaghetti, Pommes und Bockwürstchen mit Ketchup. Alles wird sauer verstoffwechselt und die Versorgung mit Basen ist durch Speisen dieser Art somit eher kritisch zu sehen.

Worauf ist bei Kindern für einen ausgeglichenen Säure-Basen-Haushalt zu achten?

- **Bewegung**
  Bewegung ist besonders bei Kindern eine gute Alternative zur Entsäuerung und spielt neben einer gesunden Ernährung eine ebenso wichtige Rolle für den Säure-Basen-Haushalt.
  Die körperliche Bewegung verstärkt die Atmung, wodurch der Gasaustausch erhöht wird. Dies hat eine ganz besondere Bedeutung, denn Säuren können somit über die Atmung abgegeben werden.

- **Der richtige Grundstock**
  Viele Eltern machen die Erfahrung, dass die Auswahl der Speisen für ihre Kinder sehr schwer ist, da sie nicht alles mögen. Hier kann gleich in den ersten Lebenswochen des Kindes für die richtige Basis gesorgt werden. In den ersten Monaten steht an erster Stelle die Nahrungsaufnahme und das detaillierte Geschmacksempfinden, wie es Erwachsene haben, entwickelt das Kind erst Stück für Stück, während es essen lernt. Gleich mit Beginn ihres Lebens können sich Kinder an natürliche unbehandelte Lebensmittel gewöhnen und eine gesunde und ausgewogene Ernährung kennenlernen.

- **Gestaltung der Speisen**
  Im Kindergartenalter wird empfohlen, die Ernährung am besten spielerisch zu gestalten und immer einen Platz für Obst und Gemü-

se zu haben. Nicht zu unterschätzen ist der Nachahmungseffekt. Einfach als gutes Beispiel vorangehen und zum Nachtisch zu einer bunten Obstschale greifen, anstatt den Appetit mit einem künstlichen Pudding zu stillen.

TEIL ZWEI

ENTGIFTUNG UND KÖRPERPFLEGE

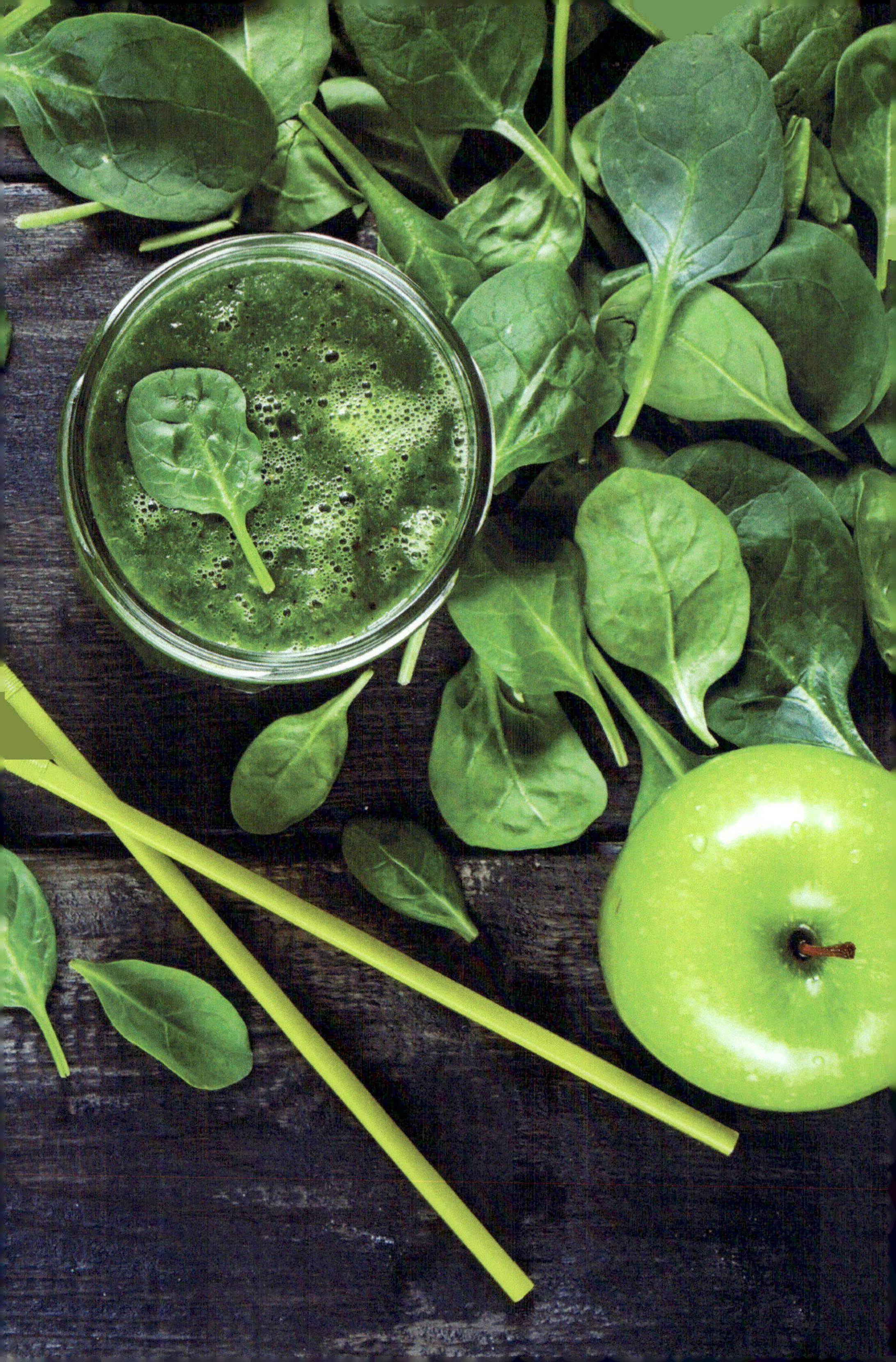

Entgiftung von innen

Mit einer basenreichen Ernährung hast Du bereits einen Grundstock gelegt, die Säuren in Deinem Leben zu reduzieren. Ein weiterer sehr bedeutender Aspekt, der so gut wie immer vergessen wird, ist, den Körper bei seiner Entgiftung sowohl von innen als auch von außen zu unterstützen.

Neben der Reduzierung von Säuren durch eine basenreiche Ernährung benötigt unser Körper Unterstützung, um bereits neutralisierte Säuren zu binden und ausleiten zu können. Hier bietet sich nach meiner eigenen persönlichen Erfahrung zum Beispiel Heilerde oder auch das Vulkangestein Zeolith an. Bitte sprich alle Maßnahmen und Einnahmen mit einem Heilpraktiker oder Arzt ab, um Deine individuelle Ausgangslage miteinbeziehen zu können. Das Vulkangestein Zeolith saugt Schadstoffe ähnlich wie ein Schwamm auf und leitet diese über unseren Körper wieder aus. Zugleich versorgt uns Zeolith mit wichtigen Mineralien wie Silizium, ein Hauptbestandteil des Gesteins. Zusätzlich kannst Du tagsüber Brottrunk trinken. Dieser regt die Entgiftungsfunktion der Leber an und unterstützt als Probiotikum den Darmaufbau.

Zur innerlichen Entgiftung bieten sich an:

- Heilerde
- Zeolith
- Brottrunk

Zusätzliche Tipps zur Entgiftung

Die Leber ist das größte Entgiftungsorgan und daher ist eine Leberkur sehr zu empfehlen. Diese kann zum Beispiel für 4–6 Wochen mit Mariendistel durchgeführt werden. Mariendistelkapseln bekommst Du im Reformhaus oder in der Apotheke. Ein Heilpraktiker kann Dich hierzu beraten und bei der Durchführung behilflich sein.

Zusätzlich kannst Du Dein Wohlbefinden und die Entgiftung noch unterstützen, indem Du morgens das ayurvedische Ölziehen durchführst. Es soll gegen Zahnfleischbluten und Mundgeruch helfen, Zahnbelag verringern, Karies bekämpfen und Zähne wieder weiß werden lassen. Wenn sich im Mund viele Bakterien ansammeln, können diese auch Ursachen für die Entstehung weiterer Erkrankungen sein. Traditionell gehört das Ölziehen daher zur ganzheitlichen Therapie vieler Krankheiten.

Anwendungsanleitung Ölziehen

1 TL Kokosöl, Sesamöl oder Sonnenblumenöl 5–20 Minuten durch die Zähne hin- und herziehen. Sesamöl und Sonnenblumenöl werden nach ca. 5 Minuten milchig und bekommen eine weiße Farbe. Das Öl wird nicht runtergeschluckt und nach dem Ölziehen putzt Du nochmals Deine Zähne. Bestenfalls natürlich mit einem natürlichen Zahnputzmittel (zum Beispiel Solezahncreme).

Zur Unterstützung Deiner Entgiftung eignen sich zusätzlich die basischen Tees. Diese lösen zusätzlich Schlacken und begünstigen die Entgiftung des Körpers.

Ausleitung von Säuren

Wichtig ist es immer, Säuren zusätzlich mit Hilfe von mineralstoffarmen stillen Wasser und Tees aus dem Körper zu transportieren. Wie Du nun bereits weißt, ist es von besonderer Bedeutung, dass Du stilles mineralarmes Wasser trinkst. Denke immer daran, dass Wasser nicht als eine Mineralstoffquelle, sondern für die Aufnahme und den Abtransport von Giftstoffen gedacht ist. Quellwasser ist zum Beispiel auch mineralarm. An dieser reinen Form von Wasser kannst Du Dich orientieren und Dir in einem Bioladen entsprechendes Wasser besorgen.

Trinke möglichst 1–2 Liter stilles Wasser, um Säuren zu verdünnen und aus dem Körper zu spülen.

Ausleitung von Säuren durch basische Anwendungen

Neben einer Unterstützung der Entgiftung von innen, ist eine Unterstützung von außen ebenso wichtig. Nieren, Darm und Lunge sind mit den täglichen Säuren aus industriellen Nahrungsmitteln, Stress und zu viel Sport, der zum Anstieg von Milchsäure führt, zunehmend überlastet.

Der Körper wird gezwungen, zusätzlich die Haut als Ausscheidungsorgan zu nutzen und deponiert außerdem Säuren im Bindegewebe. Dein Bindegewebe kannst Du wie eine Art Lagerplatz für diese Stoffwechselreste sehen, bis der Körper wieder fähig ist, überschüssige Säuren auszuscheiden. Dies wird aber nur passieren, wenn genügend basische Mineralien vorhanden sind. Es kann zu den sogenannten Problemzonen kommen, wenn mehr Säuren gebildet werden, als Dein Körper verkraften kann. Dein Körper neutralisiert die zu vielen Säuren mit Hilfe von basischen Mineralien zu Neutralsalzen und lagert diese in Deinem Fett- und Bindegewebe ein. Verspannungen, Cellulite und Muskelschmerzen sind nur einige der ersten möglichen Folgen.

Die äußere Ausleitung von Schadstoffen und Säuren sowie die natürliche Pflege der Haut kannst Du zu Hause durch basische Körperpflege unterstützen. Bei der Badeosmose eines basischen Voll- oder Fußbades werden durch das Osmoseprinzip die Säuren im Körper über die Haut in das basische Wasser abgegeben.

Hautallergien, Ekzeme und juckende Haut sind häufig Hinweise auf eine Überbelastung unserer Haut. Besonders bei Problemhaut ist eine Unterstützung der inneren Entgiftungsorgane durch basische Anwendungen, basische Körperpflege und eine Darmsanierung (Probiotika) empfehlenswert.

Basische Körperpflege

Es gab Zeiten, in denen Körperpflege uns nicht nur zu einem guten Duft verhalf, sondern auch entgegen des heutigen Trends unserem Körper zugutekam. Bereits die Römer, Perser und Ägypter nutzten basische Grundkomponenten für ihre Körperpflege. Erinnern wir uns an die Hautpflege unserer Großeltern, fand auch hier häufig Kernseife ihre Anwendung mit einer milden reizlindernden Wirkung. Heutige Körperprodukte mit einem pH-Wert von 5,0–5,5 können die natürliche Atmung der Haut unterdrücken und tragen durch ihre chemischen Inhaltsstoffe zu noch mehr Säurebildung im Körper bei. Wir sehen uns heutzutage also nicht nur einer Säureflut von innen, durch zu viel Nikotin, Fast Food, Zucker, Alkohol und Fleisch konfrontiert, sondern ebenfalls noch einer Säureflut von außen. Die Folge: Unser Körper kann Säuren nicht einmal mehr über die Haut ausscheiden. Im Gegensatz zu den Pflegemitteln mit künstlichen Zusatzstoffen, regt eine basische Körperpflege den Körper an, die eingelagerten Säuren und Schlacken zu lösen und in die basische Umgebung abzugeben. Auf diese Weise hilft eine basische Hautpflege dem Körper effektiv bei seiner Entsäuerung. Eine naturbelassene, basische Körperpflege mit leicht basischen Werten (pH 7,4) wird als sehr viel geeigneter für die tägliche Hautpflege empfohlen, da dieser pH-Wert die Haut nicht austrocknet. Die Haut wird geschmeidig und sanft, eine natürliche Rückfettung kann wieder eintreten. Dieser Unterschied ist auch sehr oft bereits nach einem basischen Bad festzustellen.

Nutze Basenbäder, Fußbäder, einen Basenmantel sowie basische Pflegeprodukte, um Dich von Säuren und eingelagerten Giftstoffen zu befreien. Auch Sauna und Dampfbad helfen Dir, Deinen Körper zu entgiften. Besonders effektiv wirkt ein Saunagang, wenn vorher etwas basisches Wasser aufgetragen wird (Kaiser Natron in etwas Wasser auflösen oder als Peeling benutzen).

Nach dem Duschen kannst Du Dich mit basischen Cremes pflegen oder auch einen Basenmantel anwenden, wodurch der Körper auch tagsüber entgiften kann.

- Deine Haut wird weich und zur Selbstfettung angeregt, so dass ein zusätzliches Eincremen nicht mehr notwendig ist.

Bäder

Anleitung basische Voll- und Fußbäder

Vollbäder und Fußbäder sollten mindestens 45 Minuten dauern und können bis zu 60 oder 120 Minuten ausgedehnt werden. Je nach Verträglichkeit kannst Du phasenweise 2- bis 3-mal und danach 1-mal pro Woche baden. Einige Menschen nehmen mehrmals wöchentlich ein Basenbad oder wenden die Fußbäder täglich an, weil es ihnen so gut bekommt. Unsere Füße gelten als Hilfsniere und daher sind auch Fußbäder nicht zu unterschätzen. Die ideale Badetemperatur liegt bei 36–37,5 °C. Für ein Vollbad ca. 3 gehäufte Esslöffel Basensalz (Reformhaus, DM) in das Badewasser geben. Für ein Hand- oder Fußbad empfiehlt sich etwa 1 Esslöffel Basensalz. Anstatt Basensalz können auch 2–3 Päckchen (200–300 g) Kaiser Natron (DM, Kaisers) angewendet werden. Kaiser Natron ist reines Natriumhydrogencarbonat, welches auch immer anteilig in Basensalzen enthalten ist.

> *In Form von basischen Vollbädern, Fußbädern, basischen Strümpfen und Wickeln 2- bis 3-mal in der Woche kannst Du Deinen Körper gezielt pflegen und entgiften.*

Was ist Basensalz?

Unter Basensalz wird ein basischer Zusatz verstanden, der das Badewasser basisch macht.

Dadurch tritt nach 40 Minuten der Osmoseeffekt ein und Säuren können aus dem Körper in das basische Wasser abgegeben werden.

Basische Strümpfe und Wickel

Eine entlastende Maßnahme für schwere Beine und Wasseransammlungen sind auch basische Strümpfe und Wickel (breite Baumwollbandagen), die Du über Nacht tragen kannst. Die Anwendung ist einfach und effektiv: 1 Teelöffel Basensalz oder Natron in ca. 1 Liter heißes Wasser auflösen, Innenstrümpfe/Wickel hineinlegen, Strümpfe/Wickel stramm auswringen, die feuchten Innenstrümpfe anziehen und trockene Außenstrümpfe darüberziehen.

Bei kalten Füßen einfach eine Wärmflasche dazunehmen. Innenstrümpfe/Wickel nach jeder Anwendung waschen. Wickel kannst Du auch für die Oberschenkel oder um den Bauch als Leberwickel verwenden.

Basenmantel

Noch nie von einem Basenmantel gehört? Etwas Wasser mit Kaiser Natron oder Basensalz (Drogeriemarkt, Reformhaus) mischen und nach dem Duschen über den Körper geben, ohne sich abzutrocknen. Anstatt herkömmlichen Duschgels kannst Du auch einfach Kernseife (ohne Zusätze) nutzen. Dein Körper ist so tagsüber von einem basischen Mantel umgeben und unterstützt die Entgiftungsfunktion der Haut.

Deo

Du suchst ein gesundes Deo? Hier ist zunächst einmal die Frage, warum? Für die meisten Menschen scheint es normal, dass bei ihrem Einkauf ein Deo im Einkaufskorb landet. Du bist der Meinung, dass jeder Mensch riecht? Nur vielleicht unterschiedlich stark? Ein Trugschluss. Den wenigsten scheint bekannt zu sein, dass Körperschweiß geruchsneutral ist. Das Schwitzen an sich ist ein ganz normaler physiologischer Vorgang. Unser Körper bedient sich dieser Möglichkeit, um unter Anderem einzelne Stoffwechselendprodukte abzubauen. Die Gerüche sind eine unangenehme Begleiterscheinung, genauso wie zu starke und abnormale Schweißausbrüche, bekannt im Zusammenhang mit Wechseljahren und Schweißfüßen.

Doch wodurch entstehen nun diese Gerüche, die uns manchmal die Nase rümpfen lassen? Wenn unangenehme Gerüche auffallen, kann dies ein Hinweis auf eine Überlastung unseres Stoffwechsels sein und einer Übersäuerung unseres Körpers. Besonders ungesunde Nahrungsmittel und tierisches Eiweiß werden sauer verstoffwechselt. Ein Zuviel dieser Nahrungsmittel in Kombination mit einer zu geringen Flüssigkeitsversorgung kann dazu führen, dass im Körper mehr Säuren als Basen vorhanden sind und unsere Körperfunktionen somit aus dem Gleichgewicht geraten. Unsere inneren Ausscheidungsorgane sind mit der Flut an Säuren überlastet, so dass diese vermehrt über die Haut ausgeschieden werden müssen, was unangenehm riechen kann. Doch nicht nur eine einseitige Ernährung kann zu Schweißfüßen und übermäßigem Schwitzen führen. Stress, Aufregung oder Angst führen ebenfalls zu einer erhöhten Säureproduktion im Körper.

Kampf dem Schweiße

Die erste und schnellste Maßnahme, um unerwünschten Schweißattacken entgegenzuwirken, ist natürlich ein Deo. Heutzutage gibt es nicht nur Deos, die Gerüche überdecken, sondern die Produkte enthalten Aluminiumsalze, die vorübergehend unsere Ausgänge der Schweißdrüsen verengen. Somit hast Du gleich beide Probleme auf einmal gelöst. Scheinbar. Denn die Ursache ist damit leider nicht behoben und Aluminiumsalze wirken zudem giftig auf unseren Organismus.

Die Lösung

Ein Einklang zwischen Ernährung, notwendiger Nahrungsergänzung, ausgewogener und abgestimmter Bewegung sowie Entgiftungsmaßnahmen können helfen, unangenehme Gerüche beim Schwitzen und sogar übertriebenes Schwitzen in den Griff zu bekommen. Reduziere Deine Säureflut von innen durch eine erhöhte Mineralstoff- und Enzymzufuhr. Hier sind mehr Gemüse, viel Frischkost, Kräutertees sowie zusätzliche Pflanzengranulate und Bitterpflanzen eine Möglichkeit. Sauna und angemessene Bewegung helfen, den Stoffwechsel wieder herzustellen. Auch sind zum Beispiel Salbeibäder zur Reduzierung von Schweißausbrüchen eine Maßnahme. Gib 100 g Salbei in 2 Liter Wasser und mische dies zu Deinem Badewasser. Das Trinken von Salbeitee über die Woche verteilt unterstützt Deinen Körper von innen. Eine weitere große Entlastung sind die bereits angesprochenen basischen Bäder. Durch ihre entgiftende Wirkung werden dem Körper Säuren entzogen, die der Körper nicht mehr durch übermäßiges Schwitzen zu entsorgen versucht. Sinnvoll ist es zudem, neben Sport und Sauna die Durchblutung zusätzlich zu aktivieren und dadurch den Abbau und die Ausleitung der Schlacken zu unterstützen. Dies kannst Du zum Beispiel durch Infrarotbehandlungen erreichen. Weitere Tipps zum Schlackenabbau findest du unter www.basischfit.com und in meinem zweiten Buch. Bevor Du also zu aggressiven Produkten greifst und Deinen Körper damit auf lange Sicht schädigst, versuche doch mit einfachen kleinen Umstellungen Deiner Ernährungs- und Lebensweise im Alltag, Deinen Körper wieder ins Gleichgewicht zu bringen.

Deo selbstgemacht

2 TL Natron, 1 TL Maisstärke (oder Pfeilwurzelstärke), 4 TL Kokosöl
3 TL Mandelöl, 2 TL Sheabutter

> *Möchtest Du auf ein Deo nicht verzichten, kannst Du Dir mit gesunden Inhaltsstoffen ganz einfach Dein eigenes Pflegeprodukt herstellen.*

Eine Kombination für ein gesundes Deo besteht aus einer Mischung aus Maisstärke, welche die Feuchtigkeit bindet, Kokosöl, Sheabutter, Mandelöl und Natron. Die Zutaten werden zusammengerührt und können in einem Glasbehälter aufbewahrt werden. Maisstärke bekommst Du in Supermärkten, Reformhäusern oder auch in türkischen, arabischen oder italienischen Läden. Bei sehr empfindlicher Haut kannst Du anstatt Maisstärke etwas Pfeilwurzelstärke aus dem Reformhaus verwenden.

Das Kokosöl muss für die Verarbeitung bei geringer Wärme erst geschmolzen werden. Danach alle Zutaten verrühren und in ein Glasgefäß füllen. Beim Abkühlen wird die Mischung wieder in einen festen Zustand zurückkehren.
Es müssen nicht zwangsweise alle Zutaten zusammen verwendet werden. 3 TL Sheabutter, 1 TL Maisstärke und 1 TL Natron sind ebenso eine ausreichende Zusammenstellung. Je nach Empfindlichkeit kannst Du die für Dich passende Kombination hinsichtlich Zutat und Menge ausprobieren.

Falls Dich die feste Konsistenz stört, gibt es auch eine gesunde flüssige Variante zum Sprühen:

- 1 TL Natron gelöst in 0,5 l warmen Wasser abgefüllt in einer Glassprühflasche.
- 1 TL Natron, 1 Tropfen Teebaumöl und 0,5 l Wasser mischen und in eine Sprühflasche geben.

Auch aus Salbeitee kann ein Sprühdeo hergestellt werden:

Eine Tasse Wasser mit zwei Beuteln Salbeitee aufbrühen und nach dem Abkühlen mit 2 Tropfen Teebaumöl ergänzen. Das Teebaumöl wirkt desinfizierend. Die Flüssigkeit in ein Sprühgefäß abfüllen.

Sollte Dir weder die feste noch die flüssige Kombination zusagen, wäre auch ein Deo in Pulverform möglich:

- *5 TL Maisstärke, 2 TL Natron*

Beide Zutaten in einem kleinen Behälter mischen und als Pulver verwenden.

Weitere gesunde Alternativen für Dein Deo:

- Wasserstoffperoxid 3 % (Drogerie/Apotheke)
- Kolloidales Silber (www.regenbogenkreis.de)

Durch seine antibakterielle Wirkung eignet sich besonders kolloidales Silber sehr gut zur Schweißhemmung. Auf ein Wattepad aufgetragen, lässt es sich leicht verteilen.

Gesichts- und Körperpflege

Für Deine Haut im Gesicht wäre Sheabutter (ohne Zusätze) oder Aloe-Vera-Gel eine sehr gute Pflege. Zur Reinigung ist Kernseife geeignet. Deinen Körper kannst Du mit Kokosöl eincremen. Als Maske eignet sich Heilerde.

Kokosöl

Wende Kokosöl als pures Naturprodukt auf Deiner Haut an (trage das Kokosöl auf die noch feuchte Haut auf, dann zieht sie besser ein) und mache Dir die wohltuenden Eigenschaften zu Nutze. Bei normaler Raumtemperatur in unseren Breitengraden ist das Öl fest, wird aber beim Auftragen auf den Körper flüssig. Durch die enthaltene Caprinsäure hat Kokosöl eine antibakterielle Wirkung. Auch als Anti-Aging-Pflege ist das Kokosöl eine gute Wahl. Die zarte Textur versorgt unsere Haut optimal mit Feuchtigkeit und schützt sie vor Trockenheit und Hautschlaffheit. So belegt eine im International Journal of Dermatology veröffentlichte Studie, dass die Haut nach einer mehrwöchigen Behandlung mit Kokosöl eine Verbesserung der Speicherfähigkeit von Feuchtigkeit aufweist. Weitere Einsatzmöglichkeiten des Öls sind zum Beispiel die Verwendung als Make-up-Entferner, Pflege für die Lippen oder auch als natürlicher Sonnenschutz.

Sheabutter

Sheabutter wird hervorragende Hautpflegeeigenschaften zugeschrieben wie zum Beispiel UV-Schutz, regenerative, Antiekzem- und Antifalten-Eigenschaften.

Das Amerikanische Sheabutter Institut weist besonders auf den hohen Anteil von Substanzen mit Heilfunktion in Sheabutter hin. Die Heilsubstanzen bestünden aus Nährstoffen, Vitaminen und weiteren gesundheitsfördernden Pflanzenstoffen. Andere Öle würden zwar ebenfalls als Feuchtigkeitsspender dienen, aber so gut wie keine Heilsubstanzen beinhalten. Wichtig ist die Herstellung ohne chemische Zusätze oder Konservierungsstoffe.

Reines Aloe-Vera-Gel

Bei feuchtigkeitsarmer Haut empfiehlt sich reines Aloe-Vera-Gel (Reinheit über 90 %). In der Aloe-Vera-Pflanze, die einem Kaktus ähnelt, sind neben vielen Mineralien, Vitaminen, Enzymen und Aminosäuren auch entzündungshemmende Wirkstoffe enthalten. Das aus der Pflanze gewonnene Gel eignet sich somit besonders bei Akne, Neurodermitis oder entzündeter Haut.

Kernseife/Naturseifen

Diese Seife reinigt besonders mild, hautschonend und ist auch zu empfehlen bei unreiner Haut.

Heilerde

Heilerde ist ein reines Naturprodukt ohne chemische oder sonstige Zusätze. Bei unreiner Haut als Maske anzuwenden. Es gibt zwei unterschiedliche Sorten von Heilerde, zur innerlichen und zur äußerlichen Anwendung. Beide findest Du im Drogeriemarkt.

Zahnpasta

Nach jahrelanger Fehlernährung haben viele Menschen Zahnprobleme, wie Entzündungen, Löcher und schwindendes Zahnfleisch. Alternative Mundpflege kann helfen, das Milieu im Mund wieder herzustellen und Bakterien zu bekämpfen sowie Zahnstein auf natürliche Weise zu entfernen und Zahnfleischrückgang entgegenzuwirken.

Um eine gesunde Zahnpasta zu verwenden, bietet sich u.a. Solezahncreme oder eine Mischung aus Kokosöl mit Natron an. Natron stellt den basischen pH-Wert im Mund wieder her und gibt damit Bakterien keine Chance, in Deinem Mundraum zu überleben. Bakterien benötigen zum Leben ein saures Milieu. Natron solltest Du vorher etwas in Wasser auflösen und die Körnchen nicht direkt zum Zähneputzen nutzen. Auch Kokosöl eignet sich mit seinen kariesvorbeugenden Eigenschaften hervorragend als Alternative zu einer herkömmlichen Zahncreme (Athlone Institute of Technology/Science Daily, 2012).

Eine weitere Möglichkeit neben Natron ist eine Spülung mit Xylit. Der

Zuckeraustauschstoff Xylit hat eine kariesfeindliche Wirkung und kann die Zahngesundheit positiv beeinflussen. Zur Vorbeugung von Parodontose das Xylit hierfür einfach einige Minuten im Mund hin und her bewegen.

Eine für Dich vielleicht weitere ungewöhnliche Anwendung ist der Einsatz von Manuka Honig, der durch seine antibakterielle Wirkung auch sehr gut als Zahnpflegemittel benutzt werden kann.

Hierzu gibt es sogar wissenschaftliche Studien, die die entzündungshemmenden und antibakteriellen Eigenschaften des Honigs bestätigen (Universität Zürich/PubMed; 2014).

Der im Honig enthaltene Wirkstoff tötet die im Mundraum vorhanden Bakterien, die für die Entstehung von Karies und Parodontitis verantwortlich sind. Der Honig kann entweder pur wie eine Zahnpasta verwendet werden oder auch in Form einer Manuka-Zahncreme im Reformhaus gekauft werden.

Ölziehen

Eine zusätzliche alternative Mundhygiene, wie bereits erwähnt, ist das Ölziehen mit Kokosöl oder Sesamöl. Das Öl 5–10 Minuten im Mund hin- und herziehen, ausspucken und danach die Zähne wie gewöhnlich putzen.

Spezialthemen zu Teil II

Auch in diesem Abschnitt zur Entgiftung möchte ich es mir nicht nehmen lassen, auf zwei zusätzliche Themen einzugehen. Immer wieder werde ich speziell zu den Bereichen Abnehmen, Problemzonen und Cellulite gefragt, die sehr eng nicht nur mit dem Thema basenreiche Ernährung, sondern auch mit basischer Körperpflege und damit Entgiftung in Zusammenhang stehen.

Gewichtsabnahme

Viele Menschen haben heutzutage Gewichtsprobleme, aber sehen leider nicht, dass hier ein Zusammenhang mit einem gestörten Säure-Basen-Haushalt bestehen kann. Ein ausgeglichener Säure-Basen-Haushalt sorgt dafür, dass Fett und Kohlehydrate reibungslos abgebaut werden können. Zu viele Säuren im Körper dagegen blockieren diesen Vorgang und es kommt zu Einlagerungen. Wir nehmen nicht nur zu, weil wir unserem Körper mehr Kalorien zuführen, als wir verbrauchen, sondern auch, weil wir die falschen Kalorien zu uns nehmen. Essen wir gesunde Nahrungsmittel, wie zum Beispiel Obst und Gemüse, so werden diese überwiegend basisch verstoffwechselt und unser Körper kann freiwerdende Nährstoffe für den Körperaufbau und zur Energieverwertung nutzen. Bei künstlichen Nahrungsmitteln bleiben saure Stoffwechselrückstände zurück, die unser Körper nicht verwerten kann und welche er zudem noch neutralisieren muss, damit sie keinen Schaden an unseren Organen verursachen. Bei einem Übermaß an Säuren sind unsere Ausscheidungsorgane überlastet und neutralisierte Säuren werden in Form von Salzen (Schlacken) eingelagert und zum Beispiel in Form von Cellulite an unseren Beinen sichtbar. Hinzu kommt, dass ein übersäuerter Körper Nährstoffe möglicherweise nicht richtig verwerten kann und somit immer wieder Verlangen nach neuen Nährstoffen aufkommt. Heißhungerattacken sind die Folge.

Aber auch eine gesunde Ernährung ist kein Freibrief für Völlerei. Selbst mit gesunden Lebensmitteln kannst Du zunehmen, wenn Du es mit der täglichen Kalorienmenge übertreibst. Allerdings ist dies mit gesunden natürlichen Lebensmitteln eine Herausforderung und nur schwer möglich. Eine Ausnahme sind hier jedoch Mandeln, Nüsse und Trockenobst, die eine sehr hohe Kalorienanzahl enthalten und gerne nebenbei gegessen werden. Bitte diese Lebensmittel sparsam verwenden und nur bewusst zugreifen.

Vielleicht hast Du neben Fettpölsterchen an Hüften und Bauch auch mit Wassereinlagerungen zu kämpfen. Dein Körper nutzt einerseits Basen zur Neutralisation der Säuren und andererseits Wasser und Fett, um Säuren zu binden bzw. zu verdünnen und damit unschädlich zu machen. Wassereinlagerungen und Hüftringe sind nur einige der harmloseren Folgen einer Übersäuerung.

Die einfachste und wohl schonendste Art, eine Gewichtsabnahme zu unterstützen, sind basische Bäder. Durch basische Bäder kannst Du Deinen Körper schonend von Säuren befreien, die sich an Deinen Problemzonen festgesetzt haben. Vorteil dieser Entgiftungsmaßnahme (Badeosmose) ist, dass die Säuren nicht erst neutralisiert werden müssen, sondern sofort über die Haut austreten können. Für Dich bedeutet dies, dass Deinem Körper keine zusätzlichen Mineralien entzogen werden und Dein Abnehmvorhaben unterstützt wird.

Einseitigkeit von Diäten

Oftmals werden verbissen Kalorien gezählt oder exzessive Sporteinheiten in einen Diätplan integriert, anstatt seinem Körper durch basische Ernährung, angemessene Bewegung und entspannte basische Bäder das Abnehmen zu erleichtern. Die meisten Diäten sind einseitig (low-carb, fdH, viel Sport) und sprechen daher nicht alle Ursachen des Übergewichts und der Problemzonen an. Trotz Kalorienreduktion oder viel Sport nehmen viele an ihren Problemzonen trotzdem nicht ab. Eingelagerte Schlacken und damit zum Beispiel Cellulite an Oberschenkeln wirst Du nur schwer mit einer Kalorienreduktion verringern können und Hüftringe werden kaum ausschließlich mit exzessiven Sporteinheiten verschwinden. Gerade bei zu viel Sport entstehen zusätzlich Säuren. Vielleicht ist Dir auch schon einmal aufgefallen, dass viele schlanke Hochsportlerinnen auch Cellulite aufweisen und viele Hochleistungssportler keine Haare mehr haben. Diese Probleme können zum großen Teil von der Ernährungsform abhängig sein. Eine sehr eiweißreiche Ernährung aus Joghurt, Fleisch, Käse und Quark macht sich häufig in Form von einem schlechten Hautbild und Cellulite bemerkbar.

Gewichtsreduktion und Kohlenhydrate

Bei Versuchen, Gewicht zu reduzieren, werden besonders Kohlenhydrate oftmals verteufelt und weitestgehend minimiert. Dabei ist wichtig zu verstehen, dass Dein Körper gute Kohlenhydrate aus Kartoffeln, Obst und Gemüse benötigt. Wenn Du Kohlenhydrate aus natürlichen Lebensmitteln zu Dir nimmst, wird sich Dein Gewicht wieder normalisieren können und durch den Verzicht künstlicher Lebensmittel wie gezuckerte Getränke, zu viele Nudeln, Brot und Schokoriegel wirst Du bereits automatisch Kohlenhydrate und damit Kalorien einsparen. Besonders Weißmehlprodukte, Nudeln, künstliche Kohlenhydrate setzen sich an Bauch und Hüften ab. Reduzierst Du Zucker, Kuchen, Softdrinks und Weißmehlprodukte, wirst Du Deine tägliche Kalorienbilanz automatisch deutlich verringern und Deinem Hüftspeck zu Leibe rücken.

Kohlenhydratanteil im Vergleich je 100 g

Süßigkeiten	60 g	Süßer Obstmix	12 g
Nudeln	60 g	Kartoffeln	13 g
Apfelschorle	12 g	Detoxwasser	0 g
Kakao	75 g	Matcha	0 g

* Quelle: www.fddb.info

Die Reduktion industrieller Nahrungsmittel bedeutet aber nicht, dass Du weniger essen musst. Tauschst Du diese Lebensmittel geschickt aus, kannst Du Dich trotzdem sattessen. Alleine wenn Du herkömmliche Nudeln durch Kartoffeln ersetzt, kannst Du bei derselben Menge einige Kalorien einsparen, ohne weniger zu essen. Zusätzlich unterstützt Du noch die Entgiftung Deines Körpers und damit Dein Hautbild. Dasselbe Einsparpotenzial gilt, wenn Du herkömmliche Schokoriegel durch Obst ersetzt. Allerdings muss immer die individuelle Ausgangsbasis im Auge behalten werden und genauso, wie Du nun Kalorien durch den Austausch von Lebensmitteln einsparen kannst, könnte es zu einer Kalorienerhöhung kommen, wenn Du zum Beispiel bisher sehr kalorienarm mit viel Gemüse gelebt hast. Ersetzt Du in letzterem Fall Deine bisherigen Gurken als Knabberei durch Trockenobst, wird dies zu keinem Kaloriendefizit führen. Daher ist immer auch die persönliche Ausgangslage zu beachten.

Letztendlich führt eine Kombination natürlicher Lebensmittel mit angemessener Bewegung und einer Ausleitung von Giften zu einem ausgeglichenen Körpergefühl. Basische Bäder und basenreiche Ernährung können Strukturverlusten vorbeugen und in Zusammenhang mit Fitnesseinheiten und einer basischen Lebensweise zu einer gesunden schlanken Figur mit vollen Haaren und einer straffen cellulitefreien Haut führen. Probiere es einfach aus!

Veränderung

Falls Du abnehmen möchtest, überlege Dir bei allem, was Du isst, ob die Lebensmittel Deinen Körper nähren, und werde Dir über den Nährstoffgehalt bewusst, um den es bei der Nahrungsaufnahme gehen soll. Deine bisherige Lebensweise hat zu Deinem jetzigen Zustand geführt. Wirst Du diese beibehalten, wirst Du keine Veränderung erreichen. Dein Körper wird am Anfang sehr wahrscheinlich weiterhin nach Deinen gewohnten Suchtmitteln wie Kaffee und Süßigkeiten verlangen. Dies ist normal und wird Dich vielleicht eine lange Zeit begleiten. Werde Dir dieser Suchtimpulse bewusst. Überlege, ob Du Deinen gewohnten Impulsen (dem Griff nach der Schokolade) nachgehen möchtest oder ob Du bewusst eine andere Richtung einschlägst und Dir einen gesunden Snackriegel gönnst oder einfach eine Runde läufst oder eine Freundin anrufst. Irgendwann wirst Du feststellen, dass Du mehr aus Gewohnheit als aus Verlangen Deinem bisherigen Essverhalten nachgehen möchtest.

Ein gesundes Körpergewicht und eine schöne Haut sind die Nebeneffekte einer basenreichen Ernährung und basischen Lebensweise.

Schnelle Erfolge

Je nährstoffhaltiger Deine Lebensmittel sind, desto schneller wird Dein Körper Dir dankbar sein und Dir ein Zeichen der Sättigung geben. Besonders die Umstellung äußert sich bei jeder Person unterschiedlich. Wenn Du Dich basenreich ernährst und für eine kontinuierliche Entgiftung durch basische Bäder sorgst, wirst Du wahrscheinlich relativ schnell Erfolge sehen. Wenn Du Dein Ziel beschleunigen möchtest, wähle kalorienärmere Obstsorten. Iss vermehrt Beeren anstatt Bananen und setze gesunde Fette wie Avocado und Nüsse in Maßen ein, denn schnell wird aus einer Mandel eine ganze Packung. Wähle mehr Gemüse als Obst und sorge durch hochwertige pflanzliche Ergänzungsmittel dafür, dass Dein Stoffwechsel angekurbelt wird und Säuren durch die zusätzlichen Mineralien neutralisiert sowie ausgeschieden werden können. Trinke 1–2 Liter Basentee und die doppelte Menge stilles Wasser. Für die Ausleitung der Giftstoffe und die Förderung Deines Fettstoffwechsels ist eine ausreichende Zufuhr von Wasser besonders wichtig!

Nichtsdestotrotz sind wir mit uns selbst meist zu kritisch und nicht die anderen Menschen um uns herum. Versuche Deinen Körper zu verstehen, warum er Deine Pfunde nicht loslässt (Schutzmechanismus). Arbeite mit Deinem Körper zusammen und Du wirst Stück für Stück Erfolge sehen. Wenn Du Dich nicht wohlfühlst in Deiner Haut, dann beschäftige Dich damit, wie es sich anfühlen wird, wenn Du Dein Wunschgewicht erreicht hast. Beschäftige Dich mit der Vorfreude, nicht damit, wie unwohl Du Dich im Moment fühlst. Sei Dir bewusst, dass es in Deiner Hand liegt, wie sich Dein Körper in Zukunft entwickelt. Du weißt nun, warum Dein Körper Cellulite und Fettpolster aufbaut, und kannst effektiv entgegensteuern und musst Dich nicht mehr von Argumenten wie „Veranlagung" entmutigen lassen. Du übernimmst die Verantwortung für Deine Lebensweise und kannst Dein Verhalten entsprechend ändern. Mit jedem Schluck, den Du trinkst, und jedem Deiner Bissen kannst Du Deine Figur in Deine gewünschte Richtung lenken. Und vergiss nicht, warte nicht auf den Tag x, an dem Du endlich Dein Wunschgewicht erreicht hast und alles vermeintlich anders oder besser wird! Du lebst JETZT!

Entgiftung spielt besonders beim Abnehmen eine große Rolle.

- Fett bietet sich hervorragend an, um Säuren zu binden und sie damit unschädlich zu machen und unsere Organe zu schützen.

- Ist unser Körper also übersäuert, ist es umso schwieriger, Fett abzubauen, da unser Körper dieses als Schutzfunktion vor den gefährlichen Säuren behalten möchte und daran festhält.

- Sobald wir jedoch unseren Körper mit ausreichend Nährstoffen versorgen, die Säuren neutralisiert und ausgeschieden sind, lässt auch unser Körper die Fettdepots wieder los und das Abnehmen wird unterstützt.

Deine Maßnahmen für eine Gewichtsabnahme

- Vermeide säurebildende Lebensmittel (Fleisch, Weizen, künstliche Snacks, Softdrinks).
- Ersetze industrielle Nahrungsmittel durch natürliche Lebensmittel.
- Führe Mineralien in Form von Pflanzengranulaten oder mineralstoffhaltigen Lebensmitteln zu, um Säuren zu neutralisieren.
- Suche Dir Lebensmittel mit Bitterstoffen, die den Entgiftungsprozess unterstützen.
- Reduziere Stressquellen und übermäßigen Sport, aber bewege Dich regelmäßig, so dass Du angenehm schwitzt.
- Trinke basischen Kräutertee, um Schlacken zu lösen, und die doppelte Menge stilles Wasser, um diese auszuscheiden.
- Führe Entgiftungsmaßnahmen durch mit basischen Fuß- und Vollbädern, innerlich zum Beispiel mit Zeolith.
- Versuche mit drei Mahlzeiten auszukommen und wenn Du unbedingt etwas knabbern möchtest, sind Gurken, Kohlrabi oder kleine Cherry-Tomaten der ideale Snack.

Lebensmittel für eine schlanke Silhouette

Leinsamen, Blaubeeren, Spargel, Spinat, Grapefruit, Chiasamen, Mandeln, Gerstengras.

Lebensmittel mit hohem Wassergehalt

Gurke, Blumenkohl, Wassermelone, Spinat, Radieschen, Brokkoli, Erdbeeren, Honigmelonen.

Lebensmittel mit entschlackender Wirkung

Sellerie, Wassermelone, Tomaten, Weintrauben, Spargel, Zitrone, Preiselbeeren.

Mit einer natürlichen Ernährung schaffst Du die Grundlage, um Deinen Körper wieder zu regenerieren. Die Reduktion von Säuren wird sich positiv auf Deinen Stoffwechsel, Dein Hautbild und Deine Fettverbrennung auswirken.

Wie schnell Erfolge sichtbar werden, ist sowohl von Deiner persönlichen Ausgangslage als auch von dem Grad der Veränderung Deiner Ernährungsweise abhängig. Wenn Du nur wenig veränderst, wirst Du auch nur langsam wenig sehen und spüren. Du hast die Wahl, langsam in eine andere Ernährungsweise einzusteigen oder am Anfang etwas strenger in der Auswahl Deiner Lebensmittel zu sein, um Deine persönlichen Ziele schneller zu erreichen.

Reduziere Säuren, führe Basen zu und unterstütze die Ausscheidung von belastenden Stoffen.

Letztendlich mach Dich nicht verrückt, denn genauso wenig, wie ein Tag gesundes Essen Dich zwei Hosengrößen schlanker macht, wird ein Tag ungesundes Essen Dich auseinandergehen lassen. Zusätzlich behalte bitte im Hinterkopf, dass Gewichtsverlust nur in den seltensten Fällen linear verläuft und Schwankungen dazugehören.

Problemzonen und Cellulite

Du bist der Meinung, Cellulite und Reiterhosen sind genetisch bedingt und Du musst Dich mit Deinem Schicksal abgeben? Wie im vorherigen Abschnitt bereits erklärt, sind unsere Ausscheidungsorgane mit den täglichen Säuren aus industriellen Nahrungsmitteln, Stress und zu viel Sport, der zum Anstieg von Milchsäure führt, zunehmend überlastet. Der Körper wird gezwungen, Säuren im Bindegewebe einzulagern, bis der Körper wieder fähig ist, überschüssige Säuren auszuscheiden. Dies wird aber nur passieren, wenn genügend Mineralien vorhanden sind.

Schlacken (Cellulite) entstehen also dann, wenn mehr Säuren gebildet werden als Dein Körper verkraften kann.

Diäten verringern zwar Dein Gewicht, aber Dein Hautbild und Deine Reiterhosen wirst Du nur verbessern, wenn Du die Säurebildner reduzierst und Säuren durch basische Anwendungen ausleitest.

Löst Du Deine Schlacken aus Deinem Gewebe, kann sich Deine Haut automatisch wieder regenerieren und straffer werden. Schlacken löst Du, indem Du ausreichend Basen, also Mineralien, zuführst und Säuren ausleitest. Die Ausleitung von Schadstoffen und Säuren sowie die natürliche Pflege der Haut kannst Du zu Hause durch basische Körperpflege unterstützen. Bei der Badeosmose eines basischen Voll- oder Fußbades werden die Säuren über die Haut ausgeleitet.

Deine Maßnahmen für die Reduzierung von Problemzonen und Cellulite

Vermeide Säuren:

- Tierische Milchprodukte
- Fertigprodukte
- Zucker, Getreide, Brot, Nudeln

Führe Mineralien zu:

- Gemüse
- Obst
- Superfoods

Unterstütze die Ausscheidung der Säuren (basische Bäder, basische Wickel, basische Körperpflege, angemessene Bewegung, Sauna (mit Basenmantel), basische Tees und viel stilles Wasser, Zeolith)

Befreist Du Dein Bindegewebe von eingelagerten Schadstoffen, so wird sich dies in vielerlei Hinsicht positiv auswirken:

- Verbesserung Deines Hautbilds
- Reduzierung von Cellulite
- Reduzierung von Umfang an Problemzonen
- Beschleunigung Deines Stoffwechsels

Oftmals haben sich Ablagerungen über viele Jahre hinweg in unserem Körper festgesetzt und bedürfen einiger intensiverer Maßnahmen. In meinem zweiten Buch geht es daher neben Rezepten speziell um die Reduzierung von Problemzonen.

TEIL DREI

BEWEGUNG & ENTSPANNUNG

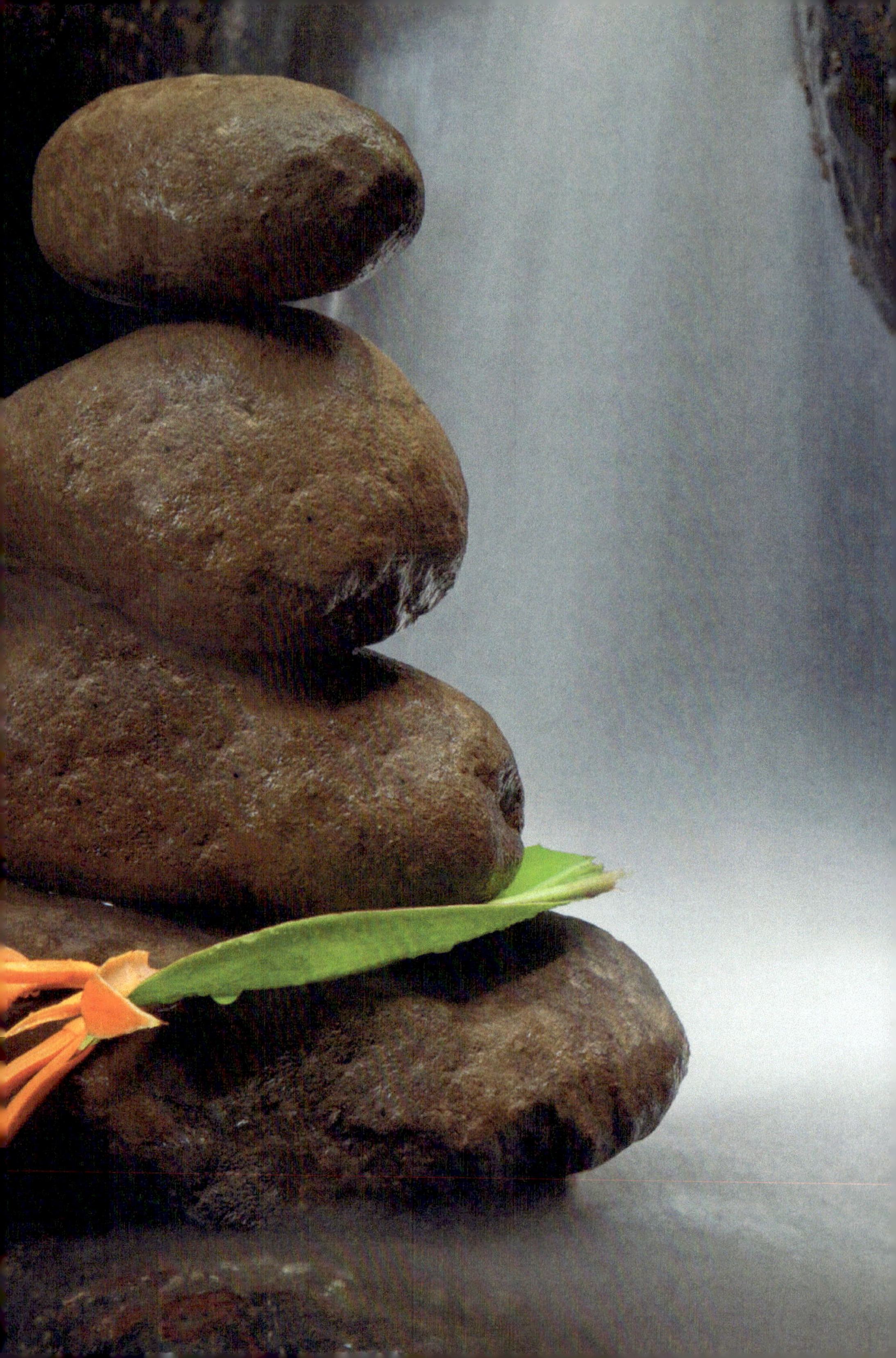

Bewegung und Entspannung

Wie in diesem Buch bereits erwähnt wurde, kann es durch zu viel Sport zu einer Übersäuerung des Körpers kommen. Ein weiterer, meist unbekannter, wesentlicher Aspekt einer Übersäuerung ist aber auch der Bewegungsmangel und zu viel Stress.

Bewegung

Unsere Entgiftungsorgane können bei regelmäßiger Bewegung besser arbeiten und Säuren leichter abbauen. Wichtig ist allerdings, dass Du es nicht übertreibst, denn eine Überbeanspruchung führt zum Gegenteil und es kommt, wie angesprochen, zu einer Übersäuerung. Bewegung soll Spaß machen, unseren Körper angenehm belasten und zu leichtem Schwitzen führen. Nichts spricht dagegen, sich mal auszupowern, aber beim Sport gilt wie in allen anderen Bereichen des Lebens auch: alles in Maßen.

Bewegung an der frischen Luft spielt eine besonders große Rolle, um gesund zu bleiben. Die Aufnahme von Sauerstoff wird optimiert und wir atmen nicht nur kräftiger, sondern wir schwitzen auch. Dies hat den positiven Nebeneffekt, dass sich unser Körper von Säuren befreit. Hinzu kommt, dass wir durch das Schwitzen auch mehr trinken. Der Abtransport von Schlackenstoffen wird so ebenfalls angeregt.

Welche Sportart Du machen möchtest, ist zweitrangig. Mach, was Dir Spaß macht. Gehen, Joggen, Badminton, Squash, Schwimmen, Radfahren, Skilaufen, Inlineskaten oder Tanzen. Hauptsache Du bewegst Dich und hast Freude daran. Der Schlüssel ist die Regelmäßigkeit und die angemessene Intensität in Abhängigkeit von Deinem Fitnesslevel.

Ich weiß, Du sitzt gerne abends vor dem Fernseher, weil es für Dich bequem ist und Du abends müde bist. Es ist aber auch ein großer Zeitfresser und fitter wirst Du davon auch nicht. Viel gesünder wäre es, sich in der gleichen Zeit draußen zu bewegen. Du kannst hier auch tricksen und Dir als anfänglichen Kompromiss einen Stepper, ein Trampolin oder Fitnessgerät Deiner Wahl vor den Fernseher stellen. Vielleicht machst Du auch einfach ein paar Hantelübungen. Du findest auch viele gute Fitnessvideos auf You Tube. Dort gibt es eine riesige Auswahl für jedes Fitnesslevel in allen Variationen. Ein guter Kanal, den ich Dir empfehlen kann: „Tone it up"! Es werden Dir für alle Körperregionen kurze Anleitungen für Anfänger und Fortgeschrittene angeboten.

Fitnesseinheiten - Train smart not hard!

Ich empfehle Dir 2- bis 3-mal pro Woche Deine Muskeln zu trainieren und dazu mindestens 2-mal pro Woche eine Stunde Konditionstraining. Wichtig ist, dass Du Deine Muskulatur aufbaust. Je mehr Muskeln Du aufbaust, desto mehr Kalorien wirst Du auch verbrennen. Der Kalorienverbrauch ist allerdings eher als ein schöner Nebeneffekt zu betrachten, denn viel wichtiger ist Dein allgemeines Wohlbefinden, das sich durch eine starke

Muskulatur definitiv verbessern wird. Du wirst eine andere Körperspannung haben, Dein Gang wird dynamischer werden und Dein Auftreten selbstbewusster. Du musst als Frau keine Angst haben, dass Du wuchtige Muskelmasse aufbaust. Es geht um einen Muskulaturaufbau, welcher Dir zu einer straffen Haltung und einem besseren Körperbewusstsein verhilft.

Wenn Du bisher keinen Sport gemacht hast, beginne langsam und starte nicht von 0 auf 100. Es geht darum, Deinen Körper zu bewegen, um in ein angenehmes Schwitzen zu kommen, so dass Du Dich nach dem Sport gut fühlst. Fängst Du als untrainierte Person an, von heute auf morgen jeden Tag übermäßig Sport zu treiben, so wird dies Deinen Körper am Anfang überbelasten und Du wirst Dich nicht fitter, sondern schwächer fühlen. Als Anfänger solltest Du lieber mit kurzen Einheiten anfangen, anstatt sofort eine Stunde verbissen durchhalten zu wollen. Lieber kürzer und öfter als einmal voller Power und dann zwei Wochen gar nicht mehr, weil es zu viel war. Halte Ruhepausen ein und trainiere regelmäßig. Der Schlüssel ist die Regelmäßigkeit!

Wie motivierst Du Dich?

Kleidung

Grundsätzlich macht es mir mehr Spaß, wenn ich schöne Trainingskleidung habe und richtig ausgestattet bin. Hier gibt es in allen Preisklassen etwas für jeden. Schaue Dich nach Trainingskleidung um, in der Du Dich wohlfühlst, informiere Dich über motivierendes Zubehör und los geht's!

Apps

Lade Dir Apps runter, die Dich motivieren. Du kannst Dir die Runtastic App runterladen oder Tabata Training mit einer Tabata Timer App probieren. Die Runtastic App zeichnet Fitnessaktivitäten – wie Laufen, Radfahren und Walken – via GPS auf und hilft Dir, Deine Gesundheits- und Fitnessziele mit Spaß zu erreichen!

Tabata Training

Tabata ist ein hochintensives Intervalltraining, das von dem Japaner Izumi Tabata entwickelt wurde und effektiv zu Hause durchgeführt werden kann. Im Abstand von 10 Sekunden werden 8 Intervalle von jeweils 20 Sekunden durchgeführt. Hierdurch werden sowohl die Sauerstoffaufnahme als auch die Fettverbrennung verbessert. Je nach Übung kannst Du mit Tabata Deine Ausdauer trainieren, Deinen Stoffwechsel erhöhen oder Deine Kraft steigern. Für die Verbesserung Deiner Ausdauer bieten sich zum Beispiel Intervalle mit Sprints an, Kniebeugen, um Deinen Stoffwechsel zu steigern, und Liegestütze für ein effektives Krafttraining.

Für alle, die es eilig haben, bietet sich diese Intervallmethode absolut an, kurz und knackig. Du solltest allerdings schon eine Belastung spüren und in diesen kurzen Intervallen wirklich alles geben. In der kurzen Zeit sind so viele Wiederholungen wie möglich das Ziel. Wie Du vorgehst, ist Dir überlassen. Du kannst zum Beispiel am Morgen vier Minuten eine Übung machen, am Abend eine weitere und eine dritte Übung am nächsten Tag.

Wichtig ist, dass Du Dich an die genaue Zeit hältst. Also, Timer stellen (lade Dir z.B. die Tabata Timer App herunter)!

Je nach Fitnesslevel kannst Du Dich langsam rantasten und vielleicht mit weniger als 8 Intervallen anfangen und Dich mit der Zeit steigern. Beginne mit vier Intervallen und in der nächsten Woche erhöhst Du um eine Runde. Bei You Tube kannst Du Dir gute Videos zur Motivation raussuchen und mitmachen.

Folgende Übungen eignen sich zum Beispiel für das Tabata Intervalltraining:

Strecksprünge

Besonders für Anfänger bieten sich Strecksprünge an. Nimm mit den Armen Schwung und springe in die Höhe. Sobald Du auf dem Boden wieder ankommst, wiederhole diesen Bewegungsablauf sofort und zwar so schnell und so häufig, wie es Dir innerhalb des Intervalls möglich ist.

Burpees

Wenn Dir die Strecksprünge zu einfach werden, kannst Du den Schwierigkeitsgrad mit abgewandelten Übungen ganz einfach erhöhen. Statt Strecksprünge kannst Du auch eine Kombination aus Liegestützen mit einem darauffolgenden Strecksprung durchführen.

Kniebeugen

Grundsätzlich sind Kniebeugen wunderbar zum Aufbau deiner Oberschenkelmuskulatur geeignet. In Verbindung mit dem Tabata Training kannst Du die Intensität nochmals steigern.

Neben dem Tabata Training kannst Du noch einiges mehr zu Hause machen. Es gibt sehr günstige kleine Trainingsgeräte, die Dich unterstützen. Wenn Du Dir eine kleine Grundausrüstung zulegst, hast Du keine Ausreden mehr, dass der Weg zum Fitnessstudio zu weit ist oder Du keine Zeit hast. Somit kannst Du ohne großen Aufwand täglich etwas für Deinen Körper tun.

Wie sollte Dein Körpertraining aussehen?

Krafttraining

Bauchmuskeln

Zunächst ist es wichtig, Deine Bauchmuskeln zu trainieren. Wieso sind Bauchmuskeln so wichtig? Bauchmuskeln sind nicht nur etwas fürs Auge, sondern sorgen durch eine feste Bauchmuskulatur auch für eine gute Haltung und damit für einen aufrechten Gang. Nicht zu vergessen, dass sie einem Hohlkreuz entgegenwirken. Hier bieten sich Sit-ups an, die eigentlich jeder kennt und die Du auch ohne Gerät machen kannst. Ich habe bei dieser Übung aber immer ein unangenehmes Gefühl im Nacken gehabt, was mir als Ausrede diente. Daher habe ich mir einen Bauchtrainer mit Nackenstütze gekauft und Sit-ups sind morgens oder abends schnell gemacht.

Bauchtrainer

Ein Bauchtrainer ist sowohl für Einsteiger als auch für erfahrene Sportler geeignet, allerdings kein Muss. Das Gerät dient lediglich zur Unterstützung. Bei Rücken- oder Nackenproblemen sollte eine Nutzung mit einem Arzt oder Physiotherapeuten abgeklärt werden.

Arme, Beine, Po

Natürlich möchtest Du alle Partien Deines Körpers straffen und daher kannst Du abwechselnd an einem Tag zum Beispiel den Oberkörper mit Armen und Bauch und am nächsten Tag Deine Beine samt Po straffen. Hierfür kann ich Dir den Butterfly Multifunktionstrainer empfehlen.

Butterfly Multifunktionstrainer

Mit dem Butterfly Multitrainer trainierst Du sowohl Arme als auch Beine und straffst dabei sowohl die Oberschenkel, Brust, Gesäß- und die Bauchmuskeln. Vorteile sind definitiv das leichte Gewicht und die kleine Größe. Das Gerät ist somit leicht zu transportieren und benötigt wenig Platz bzw. ist leicht zu verstauen. Auch kann es durch seine leichte Bedienung älteren Menschen als Trainingsgerät empfohlen werden.

Konditionstraining

Neben Muskeltraining darf ein Konditionstraining natürlich nicht fehlen. Hier bietet sich u.a. neben Laufen zum Beispiel auch das Trampolinspringen an, was sich ohne großen Aufwand zu Hause durchführen lässt. Auch das Tabata Training kannst Du je nach Übung auf Kondition auslegen.

Minitrampolin

Im Sommer kannst Du laufen, walken oder radfahren und für den Winter das Fitnessstudio oder ein Minitrampolin nutzen. Ein Trampolin eignet sich nicht nur für Konditionstraining, sondern beansprucht auch ALLE Muskeln. Viele unterschätzen das Training, das mehr Kalorien verbraucht als Joggen und Muskelgruppen anspricht, von denen Du vielleicht nicht mal wusstest, dass es sie gibt. Du trainierst Muskeln und Ausdauer gleichzeitig.

Positive Effekte des Trampolinspringens

- Fettburner
- Aktiviert die Lymphe
- Trainiert die Tiefenmuskulatur
- Strafft das Bindegewebe
- Entgiftet den Körper
- Schult den Gleichgewichtssinn und Bewegungskoordination
- Fördert Stressresistenz
- Ideal für Joggen, Walking, Fettburner- und Cardio-Training

Springen oder Schwingen auf dem Trampolin eignet sich hervorragend, um Körperfett zu verbrennen, da sich durch die beschleunigte Stoffwechselreaktion vermehrt Fettsubstanzen abbauen. Ebenso kommen Ausdauersportler auf ihre Kosten, denn das Laufen auf der Springmatte ist sehr viel effektiver als das klassische Joggen.

Während Trampolinspringen früher nur in Turnvereinen oder in der Schule möglich war, gibt es Trampoline nun in allen Formen und allen Stufen für zu Hause. Kleine bis mittelgroße (Sport)Trampoline für innen, große

Gartentrampoline mit Netzsicherung für den Garten und Trampoline passend nach Gewichtsstufe und Bedarf. Ob nur für leichtes Schwingen oder intensives Training, für jedermann wird heutzutage das passende Trampolin angeboten.

Worauf solltest Du beim Trampolinkauf achten?

Ich habe über zehn Jahre hinweg (angefangen von einem sehr günstigen) bereits einige Trampoline ausprobiert und mir letztendlich ein hochwertiges zugelegt, was ich bis heute nicht bereue. Ich habe mich für ein Trampolin mit Seilringen anstatt Metallfedern entschieden, weil es das Springen sehr viel elastischer macht und mir besser bekommt. Auch komme ich beim Springen tiefer und kann etwas höher springen (keine Angst, Du wirst die Decke trotzdem nicht berühren). Die elastischere Schwingung ist schonender für Bandscheiben, Gelenke und Rücken.

Was Du beim Kauf vielleicht beachten solltest, sind einklappbare Beine, so kannst Du es gut verstauen. Du kannst Dir auch Zubehör wie Haltegriffe oder Randpolster (für Kinder) dazukaufen. Es gibt für die verschiedenen Körpergewichte und je nach Trainingsziel verschiedene Seilringe, die Du natürlich austauschen kannst.

Ich habe dieses Trampolin nun schon viele Jahre und habe die Seilringe erst einmal aufgrund von Abnutzung austauschen müssen. Die Trampoline mit Federn haben bei mir nach relativ kurzer Zeit leider völlig versagt.

Was für zu Hause ebenfalls sehr effektiv ist, sind Kettlebells oder TRX-Übungen. Es gibt unzählige Möglichkeiten, sich sein eigenes kleines Gym nach Hause zu holen. Falls Du auch noch Deine Koordination verbessern möchtest, bietet sich ein Ganzkörpertraining mit einem ganz gewöhnlichen Springseil an.

Entspannung

Wie sieht es mit Deinen Lebensumständen aus?

Neben einer ungesunden Ernährung, kein oder zu viel Sport, Nikotin, Alkohol oder Medikamenten fehlt noch ein wesentlicher Faktor für eine Übersäuerung.

Stress – Ursache Nr. 1 für Übersäuerung. Ob durch Deine Arbeit oder Dein Privatleben!

Das Wort Stress ist meistens negativ besetzt und wir verbinden mit diesem Wort in erster Linie Ärger und Unwohlsein. Es gibt allerdings auch positiven Stress, wie zum Beispiel das gute Gefühl beim Joggen oder bei konzentrierter Arbeit. Negativ wird Stress erst dann, wenn der Druck über einen sehr langen Zeitraum anhält und Du deutlich darunter leidest. Hektik, Dauerbelastung, Zeitdruck und Reizüberflutung durch die permanente Präsenz von Deinem Handy, Laptop, Ipad, Radio und Fernsehen sind Belastungen, die eine Übersäuerung fördern.

Im Zeitalter von Social Media bleibt uns nur übrig, zu selektieren und eine Auswahl zu treffen, wann und wie oft wir erreichbar sein wollen. War das Handy vor 20 Jahren noch den Ärzten und wenigen Einzelnen vorbehalten, so geht es heute bei den meisten kaum noch ohne. Als das Handy die Welt eroberte, war es für viele etwas Besonderes, mittlerweile ist ein Handy mehr als nur ein Handy und bringt mit seinen vielen Funktionen nicht nur Vorteile.

Telefonieren wird quasi zur Nebensache und Themen, die früher in einem zweiminütigen Telefonat geklärt wurden, werden heute gerne mal den ganzen Tag lang über WhatsApp diskutiert. Warum auch Missverständnisse in einem kurzen Telefonat klären?

Somit ist unser Handy immer dabei: abends griffbereit, um Freunden ein kurzes Update des Tages zu geben, morgens als Wecker inklusive Wetterapp, tagsüber zum E-Mails-Checken, zwischendurch als Unterhaltung in der Bahn und in der Warteschlange. Das Handy dient uns als Multifunktionsgerät und immer wieder werden von der Industrie neue Gründe ge- und erfunden, um das Gerät bei sich haben zu müssen.

Sicherlich können Freundschaften leichter gepflegt werden als früher und wir haben die Möglichkeit, Wissen immer und überall abzurufen, womit wir unsere Zeit bedingt effektiver gestalten können. Auch ist es in Notsituationen und auf Reisen eine sinnvolle Hilfe. Mittlerweile kehrt sich die Nützlichkeit aber auch leicht ins Gegenteil. Denn die Zeit mit unserem Handy kann uns auch Zeit rauben. Das Handy ständig in der Nähe und immer auf Stand-by. Die Tatsache der ewigen Erreichbarkeit ist dabei gar nicht das größte Problem. Problematisch ist die Erwartungshaltung unserer Gesellschaft. Auf allen Kanälen immer präsent sein zu müssen und dementsprechend zeitnah zu reagieren. Die Anzahl der Apps steigt und E-Mails von mehr als einem Account gehören längst zum Standard. Sind alle Postfächer geleert und E-Mails beantwortet, so gibt es sicherlich Neues bei WhatsApp, Facebook, Instagram oder Xing. Hinzu kommen geschäftliche Nachrichten auch nach Feierabend in der Postbox, ein schneller Blick kann ja nicht schaden. Die Grenzen zwischen Arbeit und Freizeit sind oftmals verwischt und wir können kaum oder schlimmstenfalls gar nicht mehr abschalten.

Warnsignale der Dauerpräsenz

Doch wann wird der Onlinemodus zur Belastung? Oft werden die ersten Warnsignale nicht bewusst wahrgenommen. Zumal sich bei jedem Menschen unterschiedliche Anzeichen bemerkbar machen. So sind es bei einigen Menschen Schlafprobleme und bei anderen wiederum Rücken- oder Magenschmerzen.

Der Trend bekommt jedoch auch Gegenwind. Obwohl der Daueronlinemodus die letzten Jahre eher forciert wurde, führen nun mehr und mehr Menschen bewusst handyfreie Zeiten ein. So wird zum Beispiel die traditionelle Fastenzeit auf einen Handyverzicht übertragen oder zumindest auf eine internetfreie Zeit. Es wird wieder legitim, das Handy auch mal zu Hause – oder bei einem Restaurantbesuch – in der Tasche zu lassen. Der gute alte Wecker wird wieder aus der Schublade geholt, die Handyweckfunktion deaktiviert. In Büros werden E-Mails nur noch zu festen Zeiten abgerufen, anstatt auf jede eingehende E-Mail sofort zu reagieren.

Auch privat kannst Du Dich dem Handystress entziehen, indem Du feste E-Mailzeiten einhältst und Dich nicht unentwegt von einem blinkenden Display ablenken lässt.

Schaffe wieder Freiraum für Deine Familie, Freunde und für Dich selbst. Oftmals reicht es schon, Dir die Frage zu stellen, welchen persönlichen Nutzen die ständige Erreichbarkeit eigentlich für Dich hat.

Hier einige Tipps, wie Du Dir eine handyfreie Zone schaffen kannst:

- Plane Dir einen Ruhetag pro Woche ein, an dem das Handy und/ oder Computer ausbleiben.
- Rufe Deine E-Mails nur zu feste Zeiten ab und nicht bei jedem Eingang.
- Um Missverständnissen vorzubeugen, informiere Deine Freunde, dass Du zukünftig nicht mehr 24 Stunden online bist und Beantwortungen etwas länger dauern können.
- Im Restaurant ist das Handy tabu (wer trotzdem sein Display checkt, zahlt die Rechnung).
- Wenn Du zu viel Zeit mit einzelnen Apps verbringst, lösche die zeitraubenden Spiele etc.
- Laptop und Handy sollten aus dem Schlafzimmer verbannt werden.

Entspannungsmethoden

Achtsamkeitstraining

Für den Alltag gibt es verschiedene Techniken, die Du anwenden kannst, um den allgemeinen Stressquellen zu entkommen. Meditation, autogenes Training, Tai-Chi, Qi-Gong, Yoga oder Atemübungen können Dir helfen, Stress zu kompensieren. Achtsamkeitstechniken und progressive Muskelrelaxation sind meine Favoriten. Achtsamkeit? Ein schönes Wort. Doch was bedeutet Achtsamkeit? Ganz einfach gesagt bedeutet Achtsamkeitstraining, unsere Gedanken auf den Moment zu richten. Im Hier und Jetzt zu sein. Das Beobachten der Gegenwart und der Gedanken und Gefühle, ohne zu urteilen.

Hierzu ein Auszug aus dem Buch von Eckhart Tolle „JETZT".

„Mach dir einfach ganz intensiv den gegenwärtigen Moment bewusst. In deinem alltäglichen Leben kannst Du das mit jeder Routinehandlung üben, die sonst nur ein Mittel zum Zweck ist. Gib ihr deine volle Aufmerksamkeit, so dass sie zum Zweck selbst wird. Wann immer du beispielsweise die Treppen zu Hause oder bei der Arbeit hinaus- oder hinuntergehst, achte genau auf jeden Schritt, jede Bewegung, auch auf deinen Atem. Sei ganz gegenwärtig."

Eckhart Tolle

Welche Gedanken beschäftigen Dich den ganzen Tag? Bist Du Dir Deiner Gedanken bewusst? Was sind das für Gedanken? Vorwurfsvolle Gedanken? Denkst Du daran, was Du noch erledigen musst oder hättest erledigen sollen? Sind es Gedanken, die Dich und Deine Umwelt wohlwollend sehen? Welche Gedanken kommen immer wieder?

Wie oft verselbständigen sich unsere Gedanken und wir kommen ins Grübeln. Sind wir dabei in der Vergangenheit, in der Zukunft oder sind wir gegenwärtig präsent – achtsam?

Bekannt ist in diesem Zusammenhang die Achtsamkeitsmeditation nach Jon Kabat-Zinn, auch MBSR genannt – mindfulness-based stress reduction. Hierzu gibt es unterschiedliche Kurse, die zum Beispiel Übungen achtsamer Körperwahrnehmungen, achtsame Ausführungen von Yogastellungen, Geh- und Sitzmeditationen und dreiminütige Achtsamkeitsübungen enthalten.

Damit Du Dir ein Bild dieser Übungen machen kannst, hier ein Beispiel:

Gehmeditation

Die Gehmeditation ist sehr praktisch anzuwenden, denn wir benötigen so gesehen keine Extrazeit, um zu meditieren – also keine Ausrede mehr.

Normalerweise gehen wir, um von A nach B zu gelangen. Wir haben meistens nur unser Ziel im Kopf. Das Gehen an sich ist uns somit nicht bewusst, es ist Mittel zum Zweck und wir machen es ganz nebenbei, unbewusst.

In der Gehmeditation lenken wir nun unsere Konzentration einzig und alleine auf die Tätigkeit des Gehens und des Atmens. So sind wir zentriert und verlieren uns nicht mehr in Sorgen und Gedanken über Zukunft und Vergangenheit. Es geht nur um das Gehen und Atmen im Moment. Einfach gesagt, ich lenke meine Aufmerksamkeit vorsätzlich auf das, worüber ich sonst nie nachdenke. Hier erklärt sich auch der Unterschied zwischen Aufmerksamkeit und Achtsamkeit. Die Achtsamkeit lenkt bewusst die Aufmerksamkeit.

Natürlich schweifen die Gedanken am Anfang noch ab. Wichtig ist, auch diese Gedanken lediglich wahrzunehmen, anstatt zu bewerten, einfach nur beobachten.

Mittlerweile liegen unterschiedliche wissenschaftliche Studien vor, die die Wirksamkeit von MBSR belegen (University of Calgary/PubMed; 2007).

Folgendes konnte festgestellt werden:

- Verbesserungen des körperlichen Allgemeinbefindens
- Wirksamkeit bei Fibromyalgie
- Unterstützung bei Raucherentwöhnung
- Verminderung von Stress, Angst

- Positiver Einfluss auf die Rückbildung von Psoriasis

Während es beim MBSR um das Wahrnehmen von Erfahrungen im gegenwärtigen Augenblick geht, gibt es zur Reduzierung von Stress und Ängsten noch Körperentspannungstechniken, wie zum Beispiel die progressive Muskelrelaxation (PMR). Hier lenke ich die Wahrnehmung auf die Muskelgruppen, die ich abwechselnd betätige.

Progressive Muskelentspannung

Bei der PMR werden der Reihe nach verschiedene Muskeln je sieben Sekunden angespannt und danach für einen längeren Zeitraum wieder entspannt. Dies bewirkt, dass sich der gesamte Organismus entspannt. Diese Technik wurde von dem Mediziner Edmund Jacobson entwickelt.

Ein Beispiel

Im Liegen: Beine fest anspannen, kurz heben, dann wieder fallen lassen.

Kurze und knappe Übung, einfach und wirkungsvoll.

Ich mag sowohl MBSR, um aus dem Grübeln rauszukommen, als auch PMR in Kombination, um körperliche Verspannungen zu lösen. MBSR und PMR empfehle ich daher immer gerne weiter.

Bei Stress und Erschöpfungszuständen können auch alternative Verfahren in Anspruch genommen werden. Eine Anwendung ist zum Beispiel die Bachblütentherapie, die bei vielen Gemütszuständen empfohlen wird, um Stresssymptome zu lindern.

- Die Bachblütentherapie geht auf den Engländer Dr. Edward Bach zurück, der körperliche Erkrankungen auf ein seelisches Ungleichgewicht zurückführte.

- Die orale Einnahme verschiedener Blütenessenzen könne laut Bach das Ungleichgewicht wieder bereinigen.

Dies sind einige Anregungen, die Dir vielleicht helfen können, in einem stressigen Alltag die Balance zu behalten.

TEIL VIER

ZUSAMMENFASSUNG

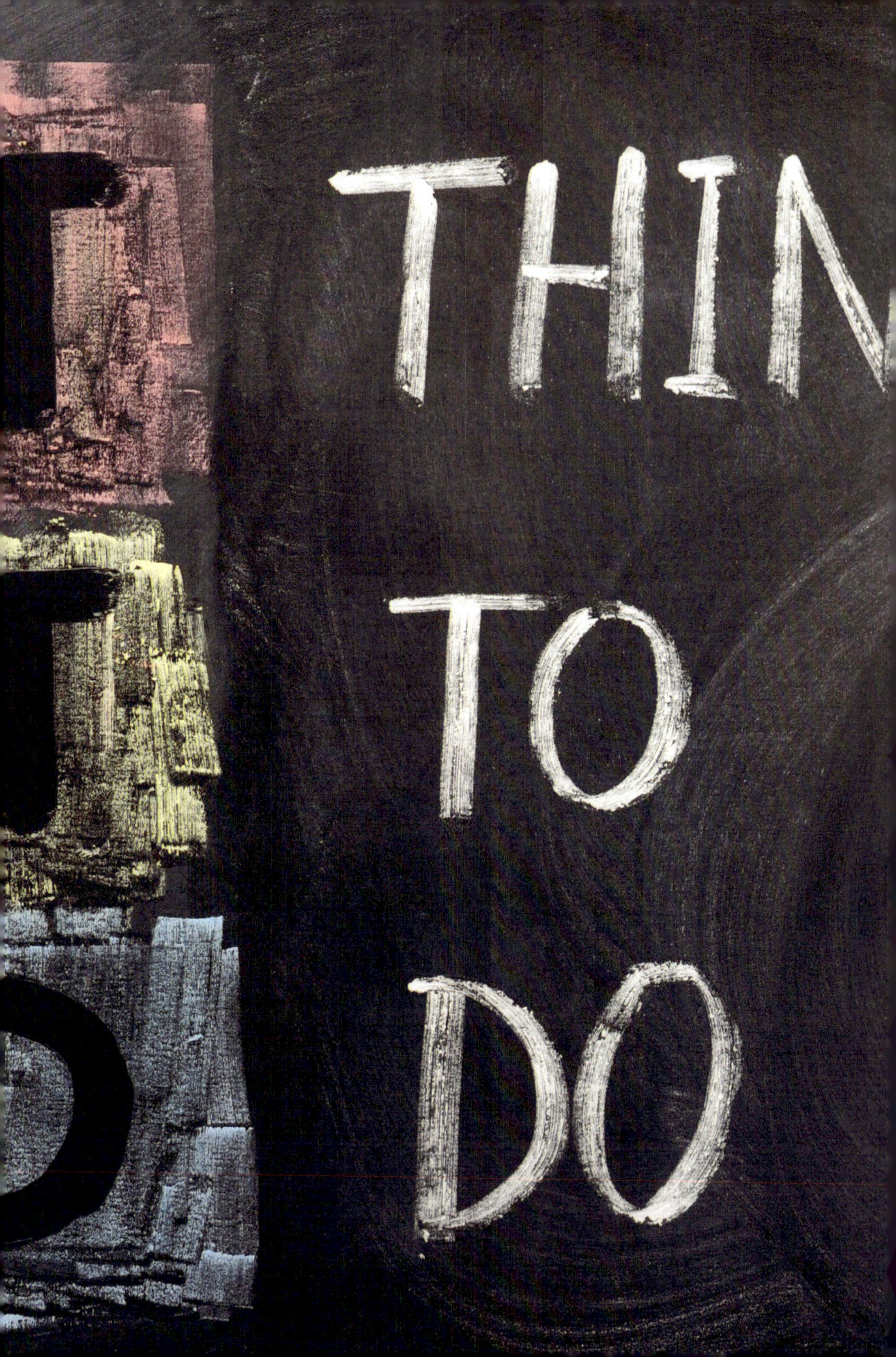
THIN
TO
DO

Zusammenfassung

Wie Du nun weißt, bedeutet eine basenreiche Ernährung, säurebildende Nahrungsmittel, die unseren Körper schädigen, weitestgehend zu reduzieren. Natürlich gibt es Ausnahmen, aber diese sollten nicht einreißen, was je nach Ausgangslage allerdings ein längerer Lernprozess sein kann. Dies sollte Dich aber nicht unter Druck setzen. Versuche Dir bewusst zu machen, dass das, was Du isst, Deinen Körper, Deine Laune und Deine Energie beeinflusst. Tu Dir Gutes! Sei es Dir wert, Dich mit gesunden Lebensmitteln zu versorgen! Der Großteil Deiner Ernährung sollte aus natürlichen Lebensmitteln bestehen, wodurch ein positives Verhältnis von Säuren und Basen hergestellt werden kann.

Abschließend hier eine kleine Zusammenfassung, wie diese Theorie in meinem Alltag aussieht und in Deinem alltäglichen Leben aussehen könnte.

Mein Alltag

Hauptbestandteile meiner Ernährung

Ich esse hauptsächlich Kartoffeln, Gemüse, Salate, Hülsenfrüchte und Obst. Gerne mache ich mir Smoothies und esse zwischendurch Riegel aus Cashews, Datteln und Feigen.

Wenn es schnell gehen muss

Ich liebe Obst und Gemüse in allen Variationen und ich muss mich nicht überwinden, Grünzeug zu einem Hauptbestandteil meiner täglichen Ernährung zu machen. Hinzu kommt, die frischen Lebensmittel schmecken mir nicht nur, sondern sind auch schnell zubereitet. Das perfekte Fast Food. Im Sommer verarbeite ich alles gerne zu grünen und bunten Shakes oder mache mir basisches Eis aus gefrorenem Obst und pflanzlicher Milch. Es gibt wirklich eine sehr große und gute Auswahl an gesunden basenreichen Rezepten, die sowohl schmecken als auch satt machen. Womit wir beim häufigsten Vorurteil wären, Obst und Gemüse würden nicht satt machen. Ich kombiniere mein Obst manchmal mit etwas Sahne, Kokosmus oder Nüssen und Mandeln. Du kannst die Speisen also reichhaltiger gestalten und mit unterschiedlichen Toppings Deine eigenen Lieblingsmahlzeiten kreieren. Lass Dich auch im Netz inspirieren und probiere Neues aus.

Tierische Produkte

Ich bin niemand, der Fisch und Fleisch kategorisch ablehnt. Bei dem Gedanken an die Tierhaltung und die gesundheitlichen Auswirkungen fällt mir der Verzicht jedoch nicht schwer. Auch verwende ich anstatt Kuhmilch nur noch pflanzliche Milch in Form von Mandel- oder Kokosmilch. Ich mische Mandel- und Kokosmilch in Müsli, Obstsalate, Soßen, cremige Kokosmilch über Kartoffeln und in Suppen. Fisch oder Fleisch esse ich höchstens einmal im Quartal und dann nur, wenn ich auswärts esse. Zu Hause habe ich seit Jahren weder Fisch, Fleisch noch Käse gegessen und es auch nicht vermisst.

Küche und Herd

Kochen ist leider nicht meine Lieblingsbeschäftigung. Ich bin, was das Kochen angeht, wirklich sehr einfältig und daher gibt es bei mir häufig Kartoffel- oder Gemüsegerichte in allen Variationen. Es muss gut schmecken und einfach in der Zubereitung sein. Es gibt neben den von mir in diesem Buch angerissenen Rezeptanregungen sehr viele einfache und gesunde leckere Rezepte für jeden Schwierigkeitsgrad im Netz zu finden. Büchertipps findest Du auch auf www.basischfit.com. Letztendlich empfehle ich Dir einfach auszuprobieren und Dich ruhig von Rezeptvorgaben zu lösen. Ausprobieren ist die Devise.

Öle und Fette

Ich achte sehr darauf, gesunde Fette zu mir zu nehmen. Ich integriere daher zum Beispiel in meine Smoothies immer ein Handvoll Chia-, Hanf- oder Leinsamen. Auch mische ich Kokosmus in meinen Obstsalat und ergänze Avocados in meine Salate. Gute Fette sind nicht nur für einen reibungslosen Ablauf unserer Körperfunktionen wichtig, sondern machen auch eine schöne pralle feste Haut.

Getränke

Ich trinke sehr viel Kräutertees und überwiegend stilles Wasser. Morgens gibt's Matcha Tee mit Kokos- oder Mandelmilch. Auch mische ich mir nach dem Sport gerne eine Schorle aus Brottrunk und mineralarmem Wasser, was geschmacklich einer Apfelschorle ähnelt. Lange Zeit habe ich auf die Wasserqualität keinen großen Wert gelegt und Wasser ausschließlich aus der Leitung getrunken. Heute habe ich meinen eigenen Wasserfilter zu Hause und weiß, wie wichtig eine gute Wasserqualität ist.

Superfoods

Ich bin ein absoluter Fan von natürlichen Nahrungsergänzungsmitteln angeführt von Gerstengras und Wurzelkraft. Zusätzliche Mineralstoffzufuhr ist meiner Meinung nach enorm wichtig, wenn ein straffes Tagespensum gefordert ist und die Tage lang sind. Selbst mit überdurchschnittlich gesunder Ernährung ist es meiner Meinung nach schwierig, unseren Körper ausreichend mit allen lebenswichtigen Vitaminen und Mineralien zu versorgen. Wir werden nur mit begrenzten Mineralstoffdepots geboren und im Gegensatz zu Säuren können Mineralien und Vitamine nicht von unserem Körper selbst produziert werden. Daher sind wir darauf angewiesen, diese kontinuierlich über unsere Nahrung zuzuführen und gegebenenfalls durch zusätzliche Superfoods und pflanzliche Nahrungsergänzungsmittel zu ergänzen.

Was könnten Deine ersten Maßnahmen in Deinem Alltag sein?

Erste Schritte

- Vermeide Konserven und Fertiggerichte
- Vermeide Frittiertes
- Vermeide Softdrinks
- Vermeide Light- und fettfreie Produkte
- Vermeide Weizen (Nudeln, Brot), Fleisch, Zucker
- Erhöhe den Anteil von Gemüse, Obst, Hülsenfrüchten, Nüssen, Mandeln, pflanzlichen Produkten
- Suche Dir Alternativen, die Dir schmecken
- Nutze eine App (fddb.info) für eine Nährstoffübersicht Deiner Lebensmittel
- Integriere Bewegung in Deinen Alltag
- Trinke genügend (1–2 Liter stilles mineralarmes Wasser pro Tag)

Was gibt es zu beachten?

Fettfallen

SCHLECHTE FETTE	GUTE FETTE
• Margarine • Fleisch, Wurst • Hocherhitzte Fette (außer Ghee)	• Nüsse, Mandeln, Kerne • Leinöl, Olivenöl (kaltgepresst) • Zum Kochen/Backen und Braten: Ghee, Kokosnussöl

Zuckerfallen

SCHLECHTE KOHLENHYDRATE	GUTE KOHLENHYDRATE
• Weizen, Getreide, Teigwaren aus Weißmehl • Zucker, Schokolade, Gummibärchen, Chips, Fast Food • Softdrinks, Obst aus Dosen	• Trockenobst, Obst • Amaranth, Quinoa, Braunhirse, Hülsenfrüchte • Mandeln, Nüsse, jedes Gemüse

Deine Einkaufsliste

- Gemüse (Sellerie, Karotten, Lauch, Chinakohl, Wirsing, Kürbis, Zwiebeln, Rettich, Blumenkohl, Brokkoli, saisonales Gemüse)
- Obst (Äpfel, Bananen, Beeren, Ananas, saisonales Obst)
- Pflanzliche Milchprodukte (Mandelmilch, Kokosmilch, Macadamiamilch, Haselnussmilch)
- Pflanzliche Brotaufstriche (aus Avocado oder selbst gemachte Marmelade ohne künstliche Zusätze (Früchte mit Chiasamen als Chiamarmelade))

- Basenüberschüssiges Pseudogetreide wie Quinoa, Buchweizen, Amarant
- Samen: Chiasamen, Leinsamen, Hanfsamen
- Hülsenfrüchte (Bohnen (frisch oder im Glas ohne Zucker))
- Trockenfrüchte, Kerne, Nüsse, Mandeln
- Tiefkühlobst, Tiefkühlgemüse (ohne Saucen und Zusätze)

Tierische Milchprodukten werden am besten vollständig durch pflanzliche Milch ersetzt.

Fleisch und Fisch werden auf ein Minimum reduziert oder vollständig ersetzt.

Weizenprodukten werden durch sog. Pseudogetreide (Amarant, Buchweizen) ersetzt.

Die Veränderung

VORHER (80%)	NACHHER (80%)
Weizen, Fleisch, Milchprodukte, Süßigkeiten, Chips	Gemüse, Salate, Kartoffeln, Obst, gesunde Öle und Fette, glutenfreie Pflanzen, Samen, Sprossen

VORHER (20%)	NACHHER (20%)
Gemüse, Obst	Hülsenfrüchte, Fleisch, Fisch

IV

Deine Top-Lebensmittel

- Gemüse und Salate: Blumenkohl, Broccoli, Auberginen, Rosenkohl, Spargel, Tomaten, Gurken, Feldsalat, Paprika, Rucola, Spinat, Wildkräuter, Pilze: Austernpilze, Champignons, Pfifferlinge.
- Gewürze: Zimt, Kurkuma, Curry, Ingwer, Pfeffer, Chili, Vanille.
- Glutenfreie Pflanzen: Amarant, Hirse, Quinoa, Buchweizen.
- Kartoffeln, Süßkartoffeln.

- Nüsse, Mandeln und Samen: Chiasamen, Hanfsamen, Leinsamen, Walnüsse.
- Obst: Beeren, Melone, Apfel, Banane, Avocados, Kirschen, Nektarinen.
- Öle: Kokosöl, Leinsamenöl, Sesamöl.

Deine Mahlzeiten

Frühstück

Hauptsächlich
- Obstsalat
- Smoothies

Alternativ
- Chiapudding mit Früchten
- Leinsamencracker mit Mandelbutter, Tomate oder Frühlingszwiebeln, basenüberschüssiges Brot, Gemüsesuppen
- Overnight Oats aus Hirse, Leinsamen, Chiasamen, Amarant
- Vegane Pancakes mit Banane

Mittag

- Basenreiche Quiche (Rezept: Basisch Fit in einer Woche – Rezepte und Problemzonenreduzierung)
- Eintöpfe
- Gemüse mit glutenfreien Pflanzen
- Gemüse mit pflanzlicher Eiweißbeilage
- Pflanzliche Bratlinge, Gemüsepuffer, mit Dips
- Salate: Tomate, Karotte, Sellerie, grüner Salat
- Suppen aus Kürbis, Erbsen, Kohl, Karotte, Tomate, Spinat, Sellerie, Blumenkohl

Abends

- Gemüsepfanne
- Gemüsesticks mit Dips
- Kartoffelgerichte
- Ofengemüse
- Pflanzliche Eiweißshakes
- Suppen

Tipps

- Viel stilles mineralarmes Wasser / Tees trinken
- Stoffwechsel ankurbeln mit sehr nährstoffhaltigen Superfoods wie zum Beispiel Gerstengras
- Muskeltraining kombiniert mit Cardiotraining
- Intermittierendes Fasten (z.B. ab 18 Uhr – 12 Stunden)
- Gelüste von Hunger unterscheiden üben
- Langsam und aufmerksam essen, gut kauen
- Nicht nebenher im Gehen/Stehen essen
- Immer die Zutatenliste beachten
- Nicht verzichten, sondern Alternativen suchen
- Säuren nicht nur reduzieren, sondern auch ausscheiden durch innere und äußere Entgiftungsmaßnahmen

Abnehmen

- Ersetze schlechte Kohlenhydrate durch gute Kohlenhydrate (anstatt herkömmlichen Nudeln zum Beispiel Kartoffeln)
- Wähle bei Obst Beeren anstatt Bananen
- Wähle anstatt Trockenobst mehr Gemüse
- Achte auf Nüsse und Mandeln, sie enthalten viele Kalorien
- Treibe Sport: Muskeln verbrauchen Kalorien

- Hole Dir Motivation durch Fitness- Apps (z.B. Runtastic)
- Vermeide Brot, Nudeln, Zucker, Weißmehl
- Suche Dir gesunde Alternativen, die Dir ein gutes Gefühl beim Essen geben
- Unterstütze Deinen Abnehmprozess durch äußere und innere Entgiftungsmaßnahmen.

Zum Ende dieses Buches bleiben sicherlich immer noch ein paar Fragen offen. Einige davon möchte ich Dir abschließend gerne beantworten.

FAQs

Geschälte oder ungeschälte Samen?

Bei ungeschälten Samen kannst Du sicher sein, dass noch alle wichtigen Nährstoffe enthalten sind und nicht mit der Schale weggeschält wurden. Die Samen an sich enthalten immer noch hochwertige Nährstoffe, einige sind allerdings nur in den Schalen der Samen vorhanden. Bei Leinsamen zum Beispiel sind wichtige Eiweiße lediglich in ungeschältem Zustand vorhanden, da sich der größte Teil des Proteins direkt unter der Schale befindet.

Ist Kakao basisch?

Normaler Kakao aus dem Supermarkt wird als Säurebildner eingestuft.

Roher Kakao zählt jedoch als Superfood mit seinen hochwertigen Inhaltsstoffen zu den Lebensmitteln, die Du in Maßen in Deinen Speiseplan auf jeden Fall integrieren kannst.

Was ist roher Kakao und wo kaufe ich rohen Kakao?

Kakaobohnen werden für die Herstellung herkömmlicher Schokoladenprodukte bei hohen Temperaturen geröstet und verlieren dabei ihre wichtigen Nährstoffe. Der rohe Kakao in seinem natürlichen Zustand enthält somit viele Vitamine, ungesättigte Fettsäuren und Mineralstoffe. Je roher der Zustand der Kakaobohnen in Deinem Produkt, desto höher der Anteil der Nährstoffe.

Rohen Kakao und rohe Kakaobohnen bekommst Du in Deinem Bioladen oder auch im Internet.

Ist grüner Tee basisch?

Grüntee wirkt basisch und der Übersäuerung entgegen.

Sind Chiasamen basisch?

Chiasamen sind basisch und alkalisieren unseren Körper durch die Versorgung mit vielen wichtigen Nährstoffen.

Ist Honig basisch?

Honig wurde in diesem Buch zwar bereits angesprochen, hier aber noch eine kurze Erläuterung dazu. Honig wird in der basischen Ernährung sehr oft als Zuckeralternative genannt, auch wenn es hier, wie bei vielen Lebensmitteln, unterschiedliche Angaben und Meinungen gibt. Die Empfehlung als Süßungsmittel anstatt herkömmlichen Zucker rührt daher, dass Honig durch seinen hohen Nährstoffgehalt nicht nur ein leerer Kalorienträger ist, sondern unserem Körper wichtige Mineralien liefert. Es sollte aber ein Honig aus dem Reformhaus sein, der kaltge-

schleudert ist und seine Nährstoffe nicht durch Erhitzen und starke Verarbeitung verloren hat.

Geschwefeltes oder ungeschwefeltes Trockenobst?

Warum werden Trockenfrüchte überhaupt geschwefelt? Einerseits verhindert das Schwefeln das Nachdunkeln und andererseits hemmt Schwefel das Wachstum von Pilzen. Allerdings werden durch das Schwefeln auch wichtige Vitamine zerstört, weswegen Du zu ungeschwefelten Produkten greifen solltest.

Fazit zum Schluss

Die Umstellung zu einer basenüberschüssigen Ernährungsweise aus naturbelassenen natürlichen Lebensmitteln im Verhältnis 80/20 zahlt sich nicht nur körperlich aus. Neben einem gesunden Hautbild und mehr Energie führt eine nährstoffhaltige Lebensweise zu mehr Ausgeglichenheit und Belastbarkeit.

Um Deinen Körper wieder in Einklang zu bringen, denke an die folgenden drei Säulen:

- **Industrielle Nahrungsmittel ersetzen und Basen zuführen**
  Basenreiche Lebensmittel wie Kartoffeln, Obst und Gemüse versorgen Deinen Körper mit wichtigen Nährstoffen, reduzieren Säuren und können zur Neutralisation genutzt werden. Orientiere Dich weg von Industrieprodukten und allem Künstlichen und dafür hin zu natürlichen Lebensmitteln von guter Qualität, die Du in der Natur findest.

- **Säuren reduzieren**
  Nicht nur eine basenreiche Ernährung sorgt für eine Reduzierung von schädlichen Säuren. Ebenso wichtig ist eine ausgleichende Lebensweise. Kompensiere Stress als einer der Säureproduzenten

mit Maßnahmen wie Sport, progressive Muskelentspannung oder Achtsamkeitstraining.

- **Säuren ausleiten**
  Basische Körperpflege und basische Bäder helfen, Deinen Körper von überflüssigen Säuren zu befreien.

Abschließend

Welche Fragen hast Du noch? Lass es mich gerne wissen und besuche mich bei Facebook unter www.facebook.com/basischfit oder auf der Internetseite www.basischfit.com. Teile Deine Erfahrung, mach den Säure-Basen-Check oder verfolge als stiller Leser die neusten Artikel!

Als Leser dieses Buches findest Du im Mitgliederbereich der Basisch Fit Homepage zusätzliche hilfreiche Tipps. Schreibe einfach eine E-Mail an info@basischfit.de mit dem Betreff „Basisch Fit Members" und Du bekommst ein Passwort für einen Zugriff auf viele Artikel.

Ich wünsche Dir ganz viel Freude mit einer basenreichen Ernährung!

Alles Liebe für Dich!

Imke

ANHANG

STICHWORTREGISTER

Glossar

A

A

A

A

A

A

ANHANG

WAS ES NOCH ZU SAGEN GIBT

A

Literatur

Disclaimer

Die Information aus diesem Buch basieren auf eigener Erfahrung und verschiedenen Veröffentlichungen und Büchern, die im Literaturverzeichnis aufgeführt sind. Für die Richtigkeit der Aussagen wird keine Haftung übernommen. Ferner sollten die Information nicht zur Behandlung von Erkrankungen genutzt werden. Falls Sie Medikamente einnehmen oder in ärztlicher Behandlung sind, sollten Sie vor der Einnahme jeglicher Nahrungsergänzungsmittel und empfohlener Lebensmittel Ihren Arzt zu Rate ziehen. Bitte beachten Sie, dass diese Informationen keine medizinische Beratung ersetzen. Es wird niemals davon abgeraten einen Arzt, Apotheker oder Heilpraktiker zu konsultieren. In diesem Buch werden nur persönliche Erfahrungen wiedergeben. Bei gesundheitlichen Problemen und Erkrankungen suchen Sie bitte zuerst einen Arzt oder Heilpraktiker auf. Ausdrücklich sei zudem darauf hingewiesen, dass sämtliche beschriebenen Methoden, Hilfsmittel und Nahrungsergänzungen keine Heilmittel im Sinne der heutigen Schulmedizin sind.

Dieses Buch und die Ratschläge und Tipps spiegeln lediglich eigene Erfahrungen und geben nicht die Meinung eines Arztes wieder. Es wird keine Haftung für gesundheitliche Auswirkungen übernommen, wenn diesen Empfehlungen gefolgt wird.

Quellen

Achenbach R.K.: Die gesunde Haut.TRIAS Stuttgart 1996

Barnard, Neal: Schmerzen lindern durch richtige Ernährung. Scherz. Frankfurt a.M. 1999

Bruker, M. O. Dr.: Unsere Nahrung unser Schicksal. Emu-Verlag. Lahnstein 23. Auflage 1993

Bruker, M. O. Dr. med./Gutjaht, Ilse: Wer Diät isst wird krank. Emu-Verlag. Lahnstein 1992

Campbell, Thomas M./Campbell, T. Colin: China Study. Verlag Systemische Medizin AG. Bad Kötzting und München 2. Auflage 2011

Campobasso, Andreas: Stopp! Die Umkehr des Alterungsprozesses. Goldmann Verlag. München 2008

Grimme, Hand-Ulrich: Die Ernährungslüge. Wie uns die Lebensmittelindustrie um den Verstand bringt. Knaur Verlag. München 2003

Koch, Fred W./Fuhrer, Hendrike: Saure Nahrung macht krank. Hoffmann, Dr. Klaus (Hrsg.). Vier Flamingos Verlag. Rheine 1998

Kofranyi, Ernst/Wirths, Willi: Einführung in die Ernährungslehre. Umschau Buchverlag. Auflage: 11., überarb. A. 2. Mai 1987

Lohkämper, Josef; Jentschura Peter: Gesundheit durch Entschlackung. Verlag Peter Jentschura. Münster 1998

Newport, Mary: Alzheimer – vorbeugen und behandeln: Die Keton-Kur: Wie ein natürliches Fett die Erkrankung aufhält. VAK. Aufla-ge: 3. 15. April 2014

Opitz, Christian: Befreite Ernährung. Hans-Nietsch-Verlag. Emmendingen 2010

Rothkranz, Markus: Heile dich selbst. Hans-Nietsch-Verlag. Emmendingen 2012

Rothkranz, Markus: Heile dich schön. Hans-Nietsch-Verlag. Emmendingen 2012

Schwelz, Ingomar W./Triebnig, Ilse Dr. med.: Der Stein des Lebens. Mohorjeva Hermagoras. Klagenfurt/Celovec, Ljubljana/Laibach, Wien/Dunaj 2013

Simonsohn, Barbara: Gerstengrassaft Verjüngungselixier und naturgesunder Power-Drink. Windpferd. Oberstdorf 2012

Stüpel, H./Szakall, A.: Die Wirkung von Waschmitteln auf die Haut. Hüthig Verlag. Heidelberg 1957

Wacker, Andreas Dr. med./Wacker, Sabine: 300 Fragen zur Säure-Basen-Balance. Gräfe und Unzer Verlag GmbH. München 2012

Weber, A.: Basische Körperpflege. Schönheit und Wohlbefinden durch Entsäuerung über die Haut. Steiner Verlag. Nottuln 2012

Internetquellen

Anti-Aging / Vitamin C

Dietary nutrient intakes and skin-aging appearance among middle-aged American women; http://www.ncbi.nlm.nih.gov/pubmed/17921406; 06.08.2015

Aroniabeere

Ein blaues Wunder, http://www.veganblatt.com/heimische-superfoods-aronia; 11.11.2015

Arten der Kohlenhydrate / Obst / Fruchtzucker

Leckeres Obst – und was ist mit Fruchtzucker?;http://www.gesund-aktiv.com/wissenswertes/leckeres-obst-und-was-ist-mit-fruchtzucker/; 03.10.2015

Azidose vs. Übersäuerung

pH-Wert: Sauer oder basisch?; http://www.onmeda.de/laborwerte/ph-wert.html; 07.11.2015

Basisch zur Wunschfigur; http://www.p-jentschura.com/de/news/2015/basisch-zur-wunschfigur; 11.11.2015

Brennnessel

Heimische superfoods; http://www.herbalista.eu/category/buecher/wildkraeuter-smoothies-wilde-gruene-smoothies/page/2/; 02.02.2015

Brokkoli

Brussels Sprouts and Broccoli prevent cancer; http://www.viewzone.com/broccoli.html; 02.05.2015

Sulforaphane, a Dietary Component of Broccoli/Broccoli Sprouts, Inhibits Breast Cancer Stem Cells; http://www.ncbi.nlm.nih.gov/pmc/articles/PMC2862133/; 02.12.2015

Brottrunk

Wie gesund ist Brottrunk; http://www.gesund-heilfasten.de/Brottrunk.html; 01.12.2015

Mit Darmsanierung zum Wohlfühlgewicht; http://www.paracelsus-magazin.de/alle-ausgaben/53-heft-032011/678-mit-darmsanierung-zum-wohlfuehlgewicht.html; 13.10.2015

Das Zusammenspiel von Darm und Gemütsstimmung

The anxiolytic effect of Bifidobacterium longum NCC3001 involves vagal pathways for gut-brain communication; http://www.ncbi.nlm.nih.gov/pubmed/21988661; 02.04.2015

Serotonin im Darm und Gehirn; http://www.weiss.de/krankheiten/reizdarm/ursachen-u-hintergruende/rds-und-serotonin/darm-und-serotonin/; 12.03.2015

Der Darm – das zweite Gehirn; http://www.praxis-fuer-naturheilmedizin.de/?Der_Darm:Der_Darm_%96_das_zweite_Gehirn; 01.01.2015

Die Ursache von Angst und Depressionen, die nur wenige vermuten; http://blog.biomedical-center.de/die-ursache-von-angst-und-depressionen-die-nur-wenige-vermuten; 28.08.2015

Die geheime Macht der Darmbakterien; http://www.focus.de/gesundheit/ratgeber/verdauung/darm/tid-27253/die-geheime-macht-der-darmbakterien-1-wie-die-darmflora-unser-verhalten-beeinflusst_aid_816300.html; 29.08.2015

Gut feelings: the emerging biology of gut–brain communication; http://www.nature.com/nrn/journal/v12/n8/full/nrn3071.html; 02.03.2015

Gastrointestinal flora and gastrointestinal status in children with autism--comparisons to typical children and correlation with autism severity; http://www.ncbi.nlm.nih.gov/pubmed/21410934; 07.07.2015

Sport gegen Depressionen; http://www.medicalsportsnetwork.com/archive/820472/Sport-gegen-Depressionen.html; 29.08.2015

Sports participation as a protective factor against depression and suicidal ideation in adolescents as mediated by self-esteem and social support; http://www.ncbi.nlm.nih.gov/pubmed/19692930; 03.12.2015

The Benefits of Exercise for the Clinically Depressed; http://www.ncbi.nlm.nih.gov/pmc/articles/PMC474733/; 05.05.2015

NASA-Studie: Trampolintraining ist nicht zu toppen; https://www.bellicon.de/de_de/social/blog/nasa-studie; 29.08.2015

Body acceleration distribution and O2 uptake in humans during running and jumping; http://jap.physiology.org/content/49/5/881.abstract; 03.12.2015

Die Folgen künstlicher Inhaltsstoffe

Transfette schaden dem Gedächtnis; http://www.aerztezeitung.de/medizin/krankheiten/neuro-psychiatrische_krankheiten/article/891215/forscher-zeigen-trans-fette-schaden-gedaechtnis.html; 24.07.2015

Trans Fat Consumption is Linked to Diminished Memory in Working-aged Adults; http://newsroom.heart.org/news/trans-fat-consumption-is-linked-to-diminished-memory-in-working-aged-adults; 12.12.2014

More trans fat consumption linked to greater aggression, researchers find; http://www.sciencedaily.com/releases/2012/03/120313122504.htm; 02.03.2014

Unser Essen der Zukunft; http://www.br.de/fernsehen/bayerisches-fernsehen/sendungen/faszination-wissen/essen-der-zukunft-ernaehrung-100.html; 02.03.2015

Eiweiße

Vorsicht vor einem Eiweißmangel; http://www.mueller-burzler.de/cms-artikel/vorsicht-vor-einem-eiweissmangel/vorsicht-vor-einem-eiweissmangel21.html; 2108.2015

Entgiften von innen

Leberreinigung – Sinn oder Unsinn? Eine Einführung; http://www.gesundheitsfundament.de/blog/2014/07/31/leberreinigung/; 09.09.2015

FAQ Chiasamen

74 basische Lebensmittel aus der Natur; http://superfood-gesund.de/basische-lebensmittel/; 22.08.2015

FAQ Grüntee

Die Wirkung Grüner Tee auf unsere Gesundheit; http://www.gruener-tee-gruentee.com/wirkung.html; 22.08.2015

FAQ Kakao

Roher Kakao; http://superfood-gesund.de/roher-kakao/; 13.11.2015

FGQ Samen geschält oder ungeschält

Leinsamen, ungeschält; http://lebensmittel-warenkunde.de/lebensmittel/fette-oele/samen-nuesse/leinsamen-ungeschaelt.html; 19.09.2015

FGQ Trockenfrüchte

Trockenfrüchte - getrocknet, geschwefelt, unbehandelt; http://www.trockenfruechte.com/news/trockenfruechte-getrocknet-geschwefelt-unbehandelt/; 06.05.2015

Fette, Eiweiße und Kohlenhydrate

Kokosöl konnte Karies bekämpfen; http://www.deutschmedizin.com/items/view/9748; 01.06.2015

Getränke

Dehydration Affects Brain Structure and Function

in Healthy Adolescents; http://www.7starsma.com/images/EMM-Water-01.pdf, 03.03.2015

Wer das Richtige regelmäßig trinkt, denkt auch besser; http://www.davedolle.com/2015/04/wer-das-richtige-regelmaessig-trinkt-denkt-auch-besser/; 02.12.2015

Gerstengras

Gerstengras - Wirkung und Inhaltsstoffe eines der besten Lebensmittel; http://www.gesundheitlicheaufklaerung.de/gerstengras-wirkung-und-inhaltsstoffe-von-einem-der-wertvollsten-lebensmittel; 02.06.2015

Gerstengras - Wirkung und Inhaltsstoffe eines der wertvollsten Lebensmittel; http://www.gesundheitlicheaufklaerung.de/gerstengras-wirkung-und-inhaltsstoffe-von-einem-der-wertvollsten-lebensmittel; 03.02.2013

Management of diabetic dyslipidemia with subatmospheric dehydrated barley grass pow-der; Greenpharmacy.info; http://www.greenpharmacy.info/article.asp?issn=0973-8258;year=2010;volume=4;issue=4;spage=251;epage=256;aulast=Venugopal; 03.06.2015

Gewichtsabnahme

Säuren blockieren die Fettzellen; http://www.fitforfun.de/abnehmen/schlankmacher/abnehmen-auf-die-sanfte-tour-saeuren-blockieren-die-fettzellen_aid_12088.html; 29.09.2015

Hagebutte

Hagebuttenpulver gegen Arthrose; http://www.heilpflanze.org/hagebuttenpulver-gegen-arthrose/; 02.02.2014

Isolation of immunomodulatory triterpene acids from a standardized rose hip powder (Rosa canina L.); http://www.ncbi.nlm.nih.gov/pubmed/20632303; 03.06.2014

Kaffee

Kardamom; http://ayurveda-intensiv.de/2007/11/09/kardamom/, 04.07.2014

Matcha Tee – Der gesündeste Tee Japans; http://www.matcha-tee.info/; 13.11.2015

Gesundheitstee unter der Lupe; http://www.forschung-und-wissen.de/nachrichten/medizin/matcha-tee-japans-wundertee-fuer-mehr-gesundheit-13372152; 03.03.2015

Stoffwechsel anregen mit Kaffee; http://www.meinstoffwechsel.com/stoffwechsel-anregen-mit-kaffee/; 05.12.2015

Kokosöl

The effect of topical virgin coconut oil on SCORAD index, transepidermal water loss, and skin capacitance in mild to moderate pediatric atopic dermatitis: a randomized, double-blind, clinical trial; http://onlinelibrary.wiley.com/doi/10.1111/ijd.12339/full; 08.09.2015

Basische Körperpflegeprodukte; http://www.anna-margarete-mueller.de/basische-koerperpflegeprodukte.php; 29.09.2015; (angelehnt an die Forschungsberichte Dr. Töth / Gesunde und reine Haut entsteht und wird erhalten durch basische Körperpflege)

Makronährstoffe

Gute Fette und Öle vs. schlechte Öle und Fette

Kraftquelle Rohmilchbutter; http://greenlion-munich.de/kraftquelle-rohmilchbutter/; 07.09.2016

Maßnahmen gegen Falten

Topical ascorbic acid on photoaged skin. Clinical, topographical and ultrastructural eval-uation: double-blind study vs. placebo.; http://www.ncbi.nlm.nih.gov/pubmed/12823436; 29.08.2015

MBSR

A non-randomized comparison of mindfulness-based stress reduction and healing arts programs for facilitating post-traumatic growth and spirituality in cancer outpatients; http://www.ncbi.nlm.nih.gov/pubmed/17611782?dopt=AbstractPlus; 03.03.2015

Was ist Achtsamkeit?; http://www.achtsamleben.at/definition/; 02.02.2014

Milch

Vegetarische Ernährung: Präventives Potenzial und mögliche Risiken; http://www.dr-moosburger.at/pub/pub086.pdf; 14.11.2015

A high ratio of dietary animal to vegetable protein increases the rate of bone loss and the risk of fracture in postmenopausal women. Study of Osteoporotic Fractures Research Group.; http://www.ncbi.nlm.nih.gov/pubmed/11124760?dopt=-Abstract; 05.04.2014

Milk, dietary calcium, and bone fractures in women: a 12-year prospective study.; http://www.ncbi.nlm.nih.gov/pubmed/9224182; 14.05.2014

Natürlich und frisch ernähren

Übersäuerung; http://www.1a-naturheilkunde.de/leist_entsaeuerung.html; 07.12.2014

Warum Du statt industriell verarbeiteten Nahrungsmitteln unbedingt frische und natürli-che Lebensmittel essen solltest ; http://www.tipps4fitness.de/natuerliche-lebensmittel-ohne-zusatzstoffe-essen/; 30.09.2014

Fett in Fastfood kann Menschen aggressive machen; http://www.welt.de/gesundheit/article108164797/Fett-in-Fastfood-kann-Menschen-aggressiv-machen.html; 09.08.2012

Obst und Gemüse

Die 16 besten Dinge, die eine Banane werden kann; http://www.bevegt.de/die-16-besten-dinge-banane/; 03.011.2014

Säuren und Basen

Ernährung damals (1960) / heute (2015)

Essgewohnheiten heute und vor 50 Jahren; http://www.apotheken-umschau.de/Ernaehrung/Essgewohnheiten-heute-und-vor-50-Jahren-163617.html; 06.09.2012

Säure, Basen und Strukturschäden

Antibiotika in der Hühnermast; http://rehab-republic.org/antibiotika-in-der-huehnermast/; 23.09.2015

Saisonales Obst und Gemüse

Warum man regionale Lebensmittel kaufen sollte; http://www.einfachbewusst.de/2013/11/warum-regionale-lebensmittel/; 14.10.2015

Saisonkalender; http://www.regional-saisonal.de/public/docs/saisonkalender-gemuese.pdf; 05.06.2015

Salz

Krank durch zu viel raffiniertes Speisesalz

und zu wenig naturbelassenes Salz; http://www.j-lorber.de/gesund/salz/salz-als-zellgift.htm; 03.09.2015

Salzsole

Sole – Ein Energiemeer; http://www.grells.com/sole.pdf; 01.03.2015

Schwangerschaft

Ratgeber P. Jentschura: http://www.p-jentschura.com/de/presselounge/presse-lounge/2013/neuer-kostenfreier-p-jentschura-ratgeber; 29.08.2015

Evidence that a maternal „junk food" diet during pregnancy and lactation can reduce muscle force in offspring; http://www.ncbi.nlm.nih.gov/pubmed/19099241; 09.02.2015

Schwarzkümmelöl

Schwarzkümmelöl – Wirkung, Studien, Anwendungen; http://www.schwarzkuemmeloel360.net/; 12.11.2015

Schwarzkümmelöl als alternative Krebstherapie; http://www.schwarzkuemmeloel.info/gegen-krebs.html; 08.03.2015

Wissenschaftliche Studien über die Wirkung von Kokosöl; http://www.kokosoel.info/studien.html; 12.11.2015

Superfoods

Granatapfel für Diabetiker und Dialysepatienten; http://www.granatapfelsaft.de/?Diabetiker; 22.10.2015

Camu Camu Wirkung, Anwendung, Inhaltsstoffe; http://www.gesund-heilfasten.de/nahrungsergaenzung/camu-camu.html; 04.05.2014

Antigenotoxic effect of acute, subacute and chronic treatments with Amazonian camu-camu (Myrciaria dubia) juice on mice blood cells; http://www.ncbi.nlm.nih.gov/pubmed/22542553; 05.05.2014

Hokkkaido; Das sollten Sie über Hokkaido Kürbis wissen; http://eatsmarter.de/lexikon/warenkunde/hokkaido-kuerbis; 03.09.2014

Tabata

Fit in 4 Minuten; http://www.fitforfun.de/workout/fitness/tabata-fit-in-4-minuten_aid_13952.html; 18.10.2015

Wie viel und welches Wasser solltest Du trinken?

Inhaltsstoffe; http://gesund-durch-wasser.de/Inhaltsstoffe/inhaltsstoffe.html; 09.09.2015

Wirkung von Hanfsamen

Hanfsamen; http://superfood-gesund.de/hanfsamen/; 03.05.2015

Omega-3 supplementation lowers inflammation in healthy middle-aged and older adults: a randomized controlled trial; http://www.ncbi.nlm.nih.gov/pubmed/22640930; 03.02.2015

Zahnpasta

Wissenschaftliche Studien rund um den Manuka Honig; Manuka-Honig – nicht nur lecker sondern vielfältig; http://www.naturinstitut.info/manuka-honig.html; 07.11.2015

Wissenschaftliche Studien über die Wirkung von Kokosöl; http://www.kokosoel.info/studien.html; 12.11.2015

Antibacterial potential of Manuka honey against three oral bacteria in vitro.

http://www.ncbi.nlm.nih.gov/pubmed/25253413; 01.12.2015

Natron Anwendungsgebiete; http://www.wundermittel-natron.info/natron/natron-anwendungen; 03.04.2015

Zucker

Ist Zucker Gift? Wie ungesund ist Zucker wirklich?; http://www.dr-feil.com/allgemein/zucker.html; 14.11.2015

Die Naschsucht und seine Folgen; http://tacos-fitnessblog.de/die-naschsucht-und-seine-folgen-zucker-als-droge/; 01.10.2015

Entstehung von Abhängigkeit: Das Suchtgedächtnis; http://www.daserste.de/information/wissen-kultur/w-wie-wissen/sendung/suchtgedaechtnis-100.html; 04.04.2015

Oreo-Kekse machen süchtig wie Kokain und Morphium; http://deutsche-wirtschafts-nachrichten.de/2013/10/19/oreo-kekse-machen-suechtig-wie-kokain-und-morphium/; 08.03.2014

Urgeschmack – 5 Schritte um sich Zucker abzugewöhnen; http://www.urgeschmack.de/5-schritte-um-sich-suesses-abzugewoehnen/; 14.11.2015

Evidence for sugar addiction: Behavioral and neurochemical effects of intermittent, excessive sugar intake. URL: http://www.ncbi.nlm.nih.gov/pmc/articles/PMC2235907/; 17.09.2013

Sucrose sham feeding on a binge schedule releases accumbens dopamine repeatedly and eliminates the acetylcholine satiety response; http://www.ncbi.nlm.nih.gov/pubmed/16460879; 09.10.2013

Daily bingeing on sugar repeatedly releases dopamine in the accumbens shell; http://www.ncbi.nlm.nih.gov/pubmed/15987666; 19.10.2013

Examining the addictive-like properties of binge eating using an animal model of sugar dependence; http://www.ncbi.nlm.nih.gov/pubmed/17924782; 01.01.2013

6 Ernährungsfakten, die jeder kennen sollte; http://www.treats.io/6-ernaehrungsfakten-die-jeder-kennen-sollte/; 02.11.2015

Ernährung und ihre späteren Folgen; http://www.gesundwachsen.org/de/ern%C3%A4hrung-und-ihre-sp%C3%A4teren-folgen; 02.07.2015

A double-blind, placebo-controlled, exploratory trial of chromium picolinate in atypical depression: effect on carbohydrate craving; http://www.ncbi.nlm.nih.gov/pubmed/16184071; 14.11.2015

Zuckeralternativen

Fallen die Tabus in der Ernährung von Diabetikern?;

http://www.ernaehrung.de/aktuell/archiv/Tabu-Ernaehrung-Diabetes.php; 06.12.2015

Effect of diets low and high in refined sugars on gut transit, bile acid metabolism, and bacterial fermentation.; http://www.ncbi.nlm.nih.gov/pmc/articles/PMC1379072/; 14.11.2015

Zuckerersatz und Zucker-Alternativen – welche sind gesund; http://www.perfektegesundheit.de/blog/2015/06/22/zuckerersatz-und-zucker-alternativen-welche-sind-gesund/; 02.10.2015

Zuckerersatz: Stevia, Sucolin und Birkenzucker; http://www.reformhaus.de/lebensmittel/zuckerersatz-stevia-sucolin-und-birkenzucker.html; 29.08.2015

Roher Kakao; http://superfood-gesund.de/roher-kakao/; 13.11.2015

Krank durch zu viel raffiniertes Speisesalz und zu wenig naturbelassenes Salz; http://www.j-lorber.de/gesund/salz/salz-als-zellgift.htm; 03.09.2015

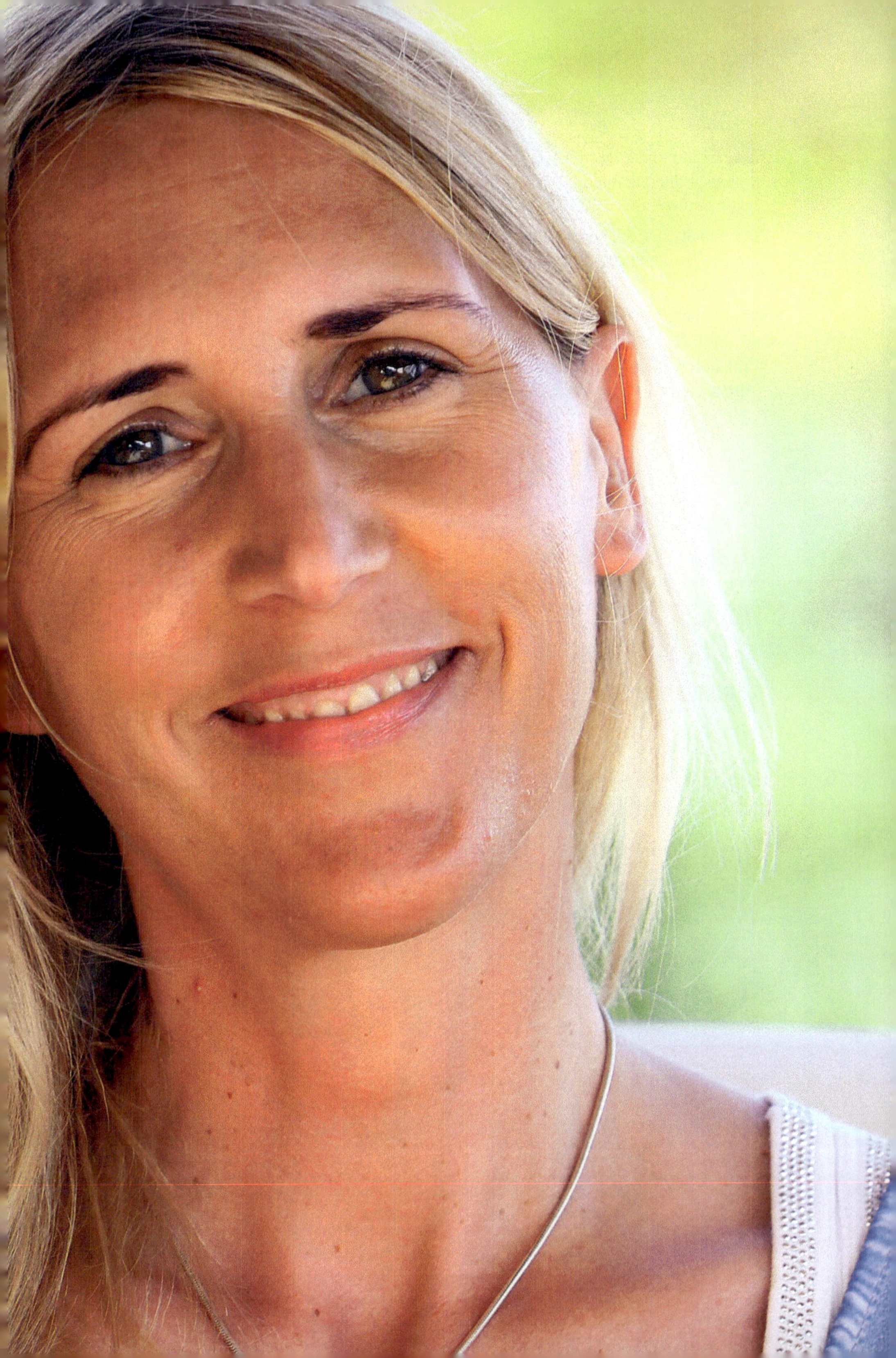

Die Autorin

Imke Kleinert

Freie Autorin / Gesundheitscoaching

Imke Kleinert ist seit 2001 Ernährungsberaterin und schreibt zudem als freie Autorin für Unternehmen und Magazine aus dem Gesundheits- und Tourismussektor. Der Fokus ihrer Ernährung liegt auf der Reduktion von Säuren und einer Wiederherstellung des Säure-Basen-Haushalts. Besonders Einsteigern in die basische Ernährung möchte Imke Kleinert eine Orientierungshilfe und Anregungen für einen basenreichen Lifestyle geben. Weitere Informationen über die basenreiche Ernährung finden sich auch auf www.basischfit.com.

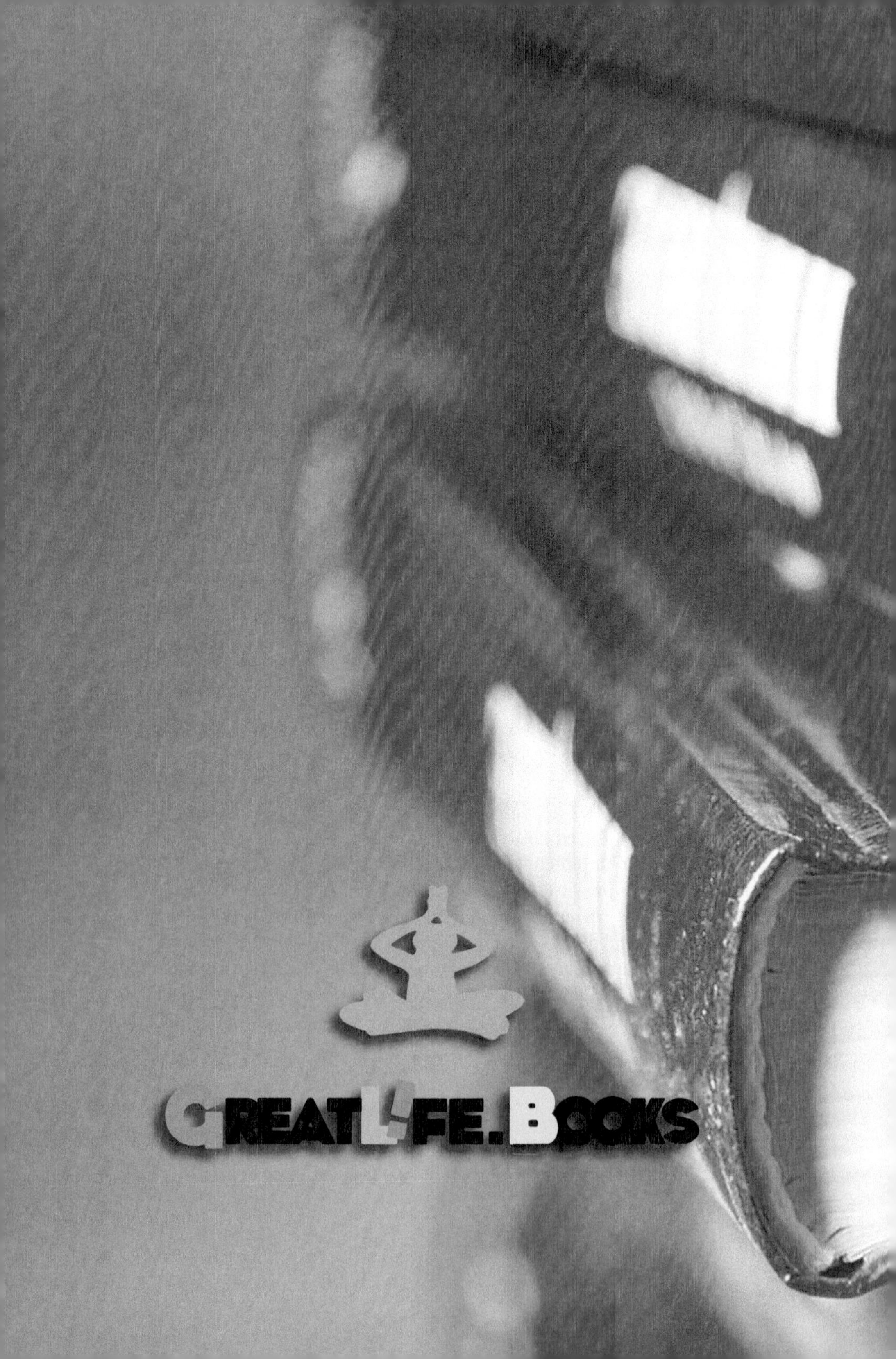
GREATLIFE.BOOKS

GreatLife.Books

1994 haben wir in den (damals noch neuen) Medien, unseren Weg begonnen. Zwanzig Jahre später findet sich nun all unser Knowhow, unser Engagement und Einsatz unter einem Hut und einer großen Dachmarke wieder: dem GreatLife.World - Netzwerk.

Mit unserem „Indi-Verlag" GreatLife.Books können wir daher unabhängigen Autoren, den sogenannten Indi-Autoren, ein riesiges Leistungsspektrum bieten. Von der Konzeptentwicklung, über den Buchsatz, bishin zum Lektorat, Grafik, Video, Onlinemarketing, PR, TV und SocialMedia, alles steht den Autoren für den Erfolg ihres Buches zur Seite.

Gemeinsam ziehen wir an einem Strick, mit einem Ziel vor Augen: Das Thema des Autors Dir lieber Leser, so attraktiv wie möglich nahe zu bringen. Wir hoffen, das ist uns auch mit diesem Buch von Imke gelungen.

GreatLife.Books ist kein „richtiger Verlag" im herkömmlichen Sinne. Wir drucken zum Beispiel nicht selber. Das erledigen weiterhin unterschiedliche BoD Unternehmen. Zusammen mit unseren Autoren suchen wir den richtigen Anbieter. Und mehr noch: Wir stellen ihm auf Wunsch ein Schreib-Coach zur Seite, oder unsere Lektorate, wir drehen mit ihm unterschiedliche Interviews, damit Du als Leser Dir leicht einen umfassenden und persönlichen Eindruck von der Person machen kannst, der Du hier über hunderte von Seiten gefolgt bist. Das alles findest Du auf unserer WebSite:

http://greatlifebooks.de oder auf youtube.

Wir verstehen uns aber nicht nur als Dienstleister sondern auch als Netzwerk für Indi-Autoren und Trainer. Gemeinsam tauschen wir uns aus, profitieren voneinander und entwickeln miteinander neue Ideen, unsere Themen, Gedanken und Angebote für ein großartiges Leben auf den Boden zu holen. Die Ergebnisse dieses Teamworks findest Du auf http://greatlife.events.

Nur eine Voraussetzung gibt es, damit ein Autor oder Tainer auch wirklich zu uns zu passt: Er muss etwas rund um das Thema Leben, Gesundheit, Entwicklung oder Spiritualität zu sagen haben. Wie dieses Buch von Imke hier ja auch. Dann fällt es uns leicht und wir entwickeln mit großer Freude zusammen ein Buch, einen Online-Kurs, oder ein Event zusammen.

Wenn Dich unsere Arbeit interessiert, schaue einfach auf unserem youtube-Channel vorbei, oder auf der o.g. WebSite. Auch Imke wirst Du dort finden.

Wenn Du selbst mal ein Buch schreiben möchtest und die Freiheit eines Indi-Autors dabei nicht aufgeben willst, dann sprich uns einfach an. Ruf an oder maile uns. Im persönlichen Gespräch werden wir schnell herausfinden was wir füreinander tun können.

Dir lieber Leser (oder potenzieller Autor) wünschen wir ein weiterhin lebendiges, fröhliches und großartiges Leben. Mit ganz herzlichen Grüßen

Dein Team von GreatL!fe.Books

SO ERREICHST DU UNS

greatlifebooks.de

Hauptstr. 97 | 69 469 Weinheim

info@greatlifebooks.de

(06201) 90 20 4-44

Empfehlungen

Lesetipps aus dem Verlag

DETOX BODY BOOK

CAROLINE BIENERT

Konsequent den eigenen Körper als das eigene Universum mal verstehen und mal groß Reinemachen, dann ist das Detox Buch der ideal Lesestoff. In acht Tagen wieder zu einem gesunden, entgifteten Körper kommen - wie das geht das zeigt Caroline Bienert in der stark erweiterten Neuauflage Ihres Buches.

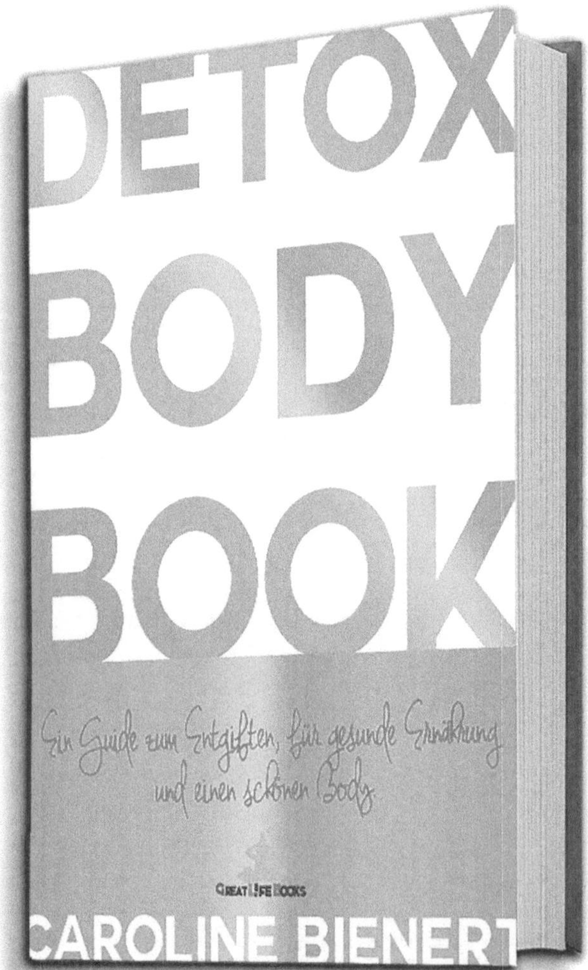

Umfang: ca 220 Seiten
ISBN: 978-3945952214
Ausgaben: Taschenbuch, HardCover, eBook-Formate

BASISCH FIT IN EINER WOCHE

IMKE KLEINERT

Während ich in meinem ersten Buch: „Basisch Fit für Einsteiger" einen ersten Überblick für den Einstieg in eine basenreiche Ernährung gegeben habe, dreht sich in diesem Buch alles um die praktische, basische Lebensweise. Hierfür stelle ich exemplarisch Rezepte für eine ganze Woche und effektive Maßnahmen zur Reduktion von Problemzonen im Institut und zu Hause vor.

Auch in diesem Buch geht es mir wieder um eine gesunde Ernährungsweise, die überwiegend basenreich ist. Du bekommst eine gute, solide Orientierungshilfe für 7 basenreiche Tage und eine Menge Tipps, um langfristig Deine Figur zu verändern. Einige Basics stammen aus meinem Bestseller „Basisch Fit für Einsteiger". Hier führe ich diese Grundlagen nun weiter fort und vertiefe sie.

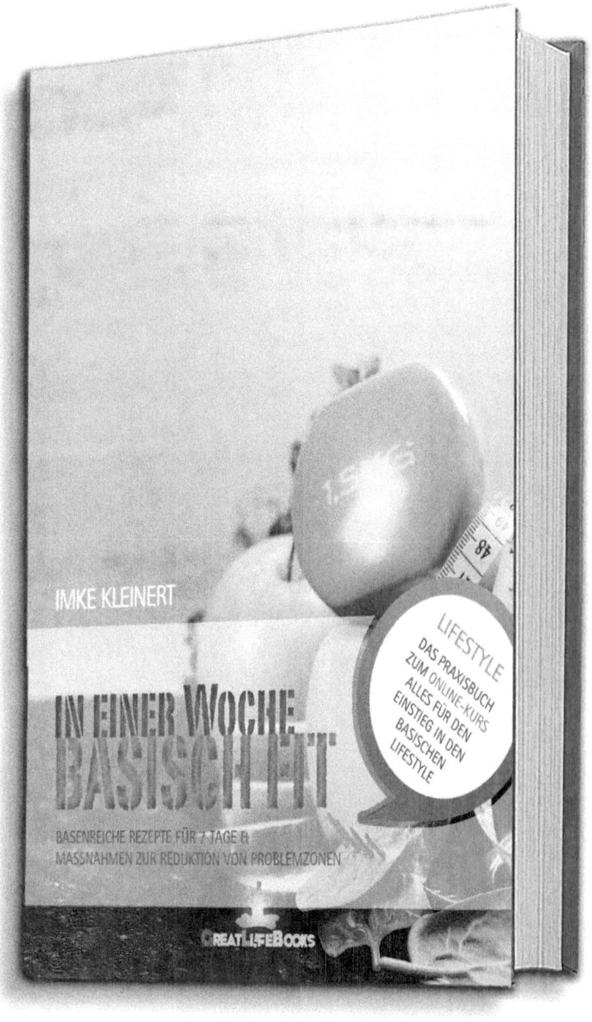

Umfang: ca. 252 Seiten
ISBN: 978-3-945952795
Ausgaben: Taschenbuch, HardCover, eBook

DAS ICH GESPENST

BERND HÜFNER

Wer sich schon mal getraut hat, den Blick über den Tellerrand zu heben, wird mit dem neuen Buch von Bernd Hüfner viel Freude haben. Aus welchen Perspektiven man Leben und die Welt an sich sehen kann, ist nicht das Thema. Viel mehr, wie diese Perspektiven auf einen selbst wirken.

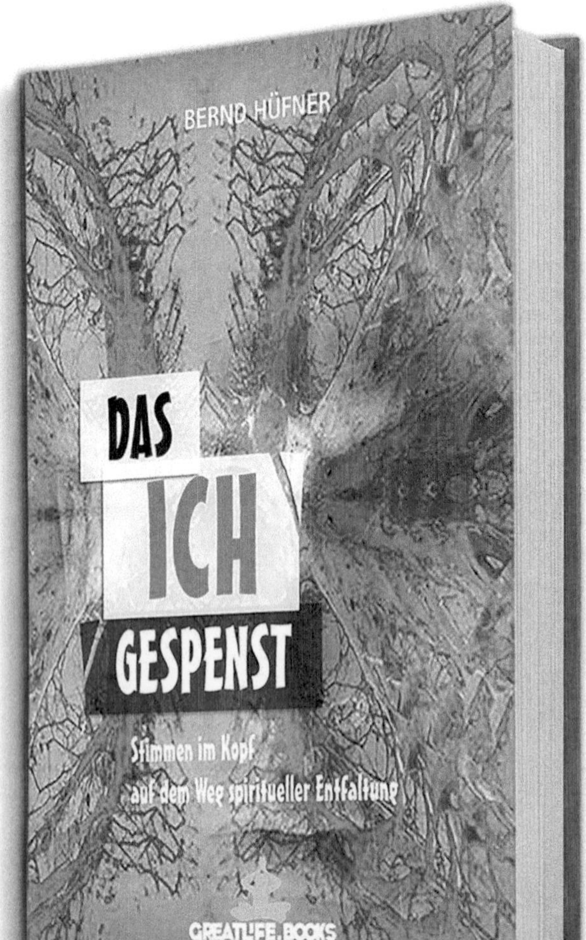

Umfang: 264 Seiten
ISBN: 978-3945952153
Ausgaben: Taschenbuch, HardCover, eBook-Formate

HEUL NICHT RUM. COACH DICH SELBST.

EIKE RAPPMUND

Eigene Muster erkennen, verstehen und wieder selbstwirksam führen lernen, dass ist die Aufgabe, bei der dieses Buch Dir helfen will. Ein praktisches Arbeitsbuch für alle, die ernsthaft an ihrer persönlichen Entwicklung arbeiten wollen. Für alle, die aus ihrer Opferrolle schlüpfen und ihre Schöpferrolle reanimieren wollen. Für alle die Lust auf ihr Leben haben, es in Fülle und Kraft zu erleben und täglich aufs Neue zu entfalten.

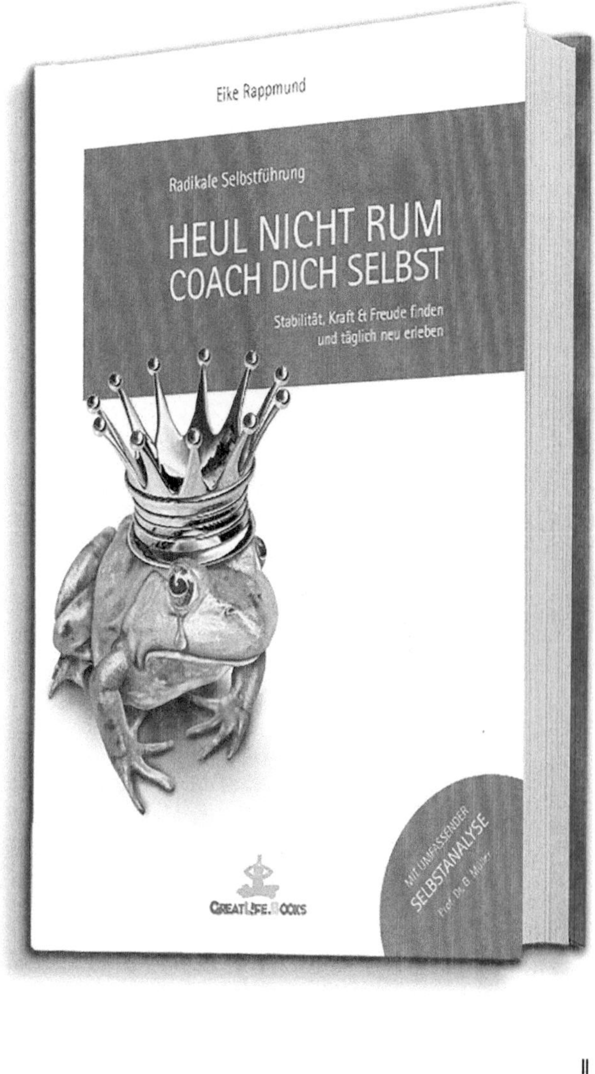

Umfang: 304 Seiten
ISBN: 978-3945952016
Ausgaben: Taschenbuch, HardCover, eBook-Formate

MACHTSPIELE? MACHT NICHTS!

MICHAEL KIRCHHOFF

Gerade in Gesprächen mit den Liebsten, in Verhandlungen mit dem Chef oder im Freundeskreis kann das Buch von Michael Kirchhoff ein guter Leitfaden durch den Dschungel der Kommunikation werden. Fachlich fundiert, leicht zu lesen, geballtes Wissen vom Fachmann.

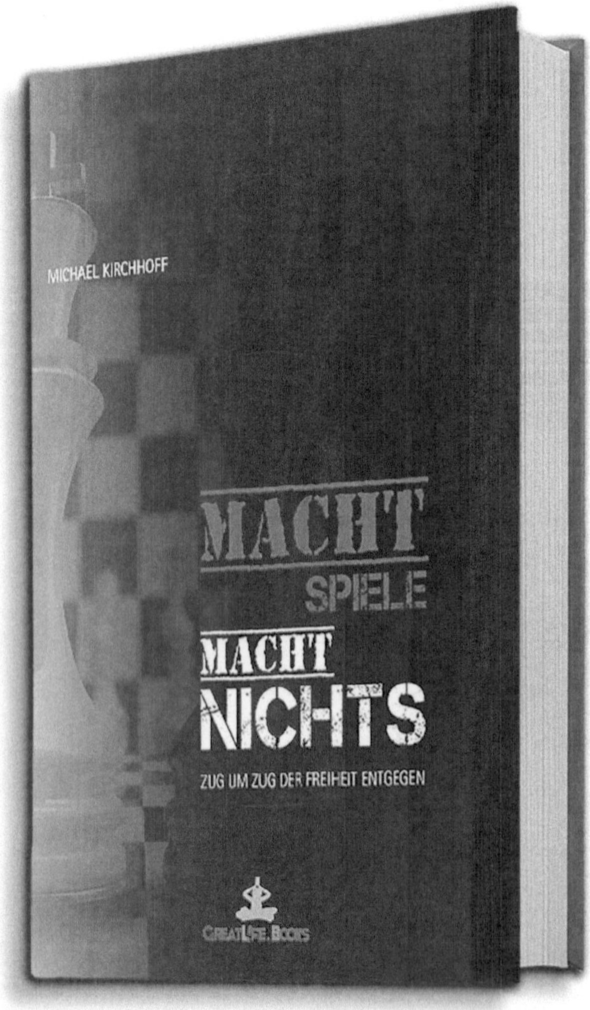

Umfang: 228 Seiten

ISBN: 978-3945952108

Ausgaben: Taschenbuch, HardCover, eBook-Formate

TOTGEKNUTSCHT

SUSANNE VOLLGOLD

Wie man mit den täglichen Ärgernissen einfach und elegant umgehen kann, wie man den Stinkstiefel vor der Tür des emotionalen Hausfriedens lässt, oder einfach ein gutes Selbstmanagement betreibt, das verrät das Medium Susanne Vollgold in ihrem einfachen Leitfaden für den Alltag: totgeknutscht.

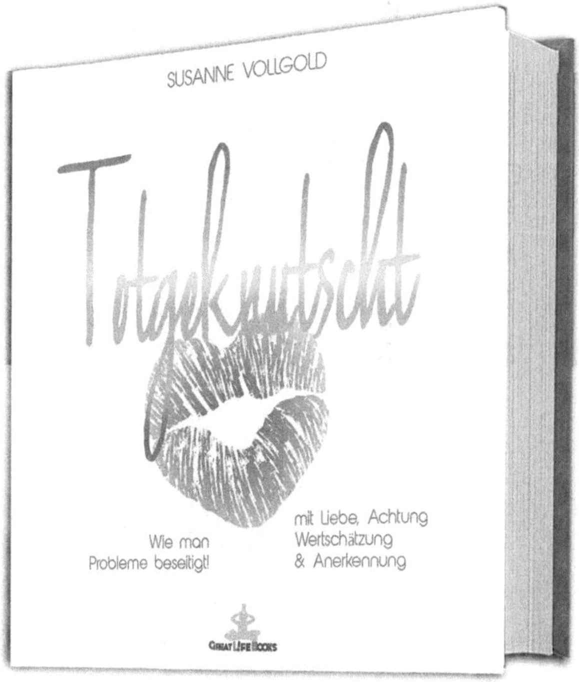

Umfang: 140 Seiten
ISBN: 978-3945952184
Ausgaben: Taschenbuch, HardCover, eBook-Formate

LICHT UND SCHATTEN DER LIEBE

BRUNO WÜRTENBERGER

In diesem Buch dreht sich alles um Liebe, Beziehungen und Sex. Jeder Mensch sollte über die wesentlichen Grundlagen für eine erfolgreiche Beziehung mit und ohne Sex Bescheid wissen. Wie lässt man das Licht seiner Liebe leuchten? Was sind die kardinalen Fehler die es zu vermeiden gilt? Wie erlangt man wahrhafte Liebe und Freiheit?

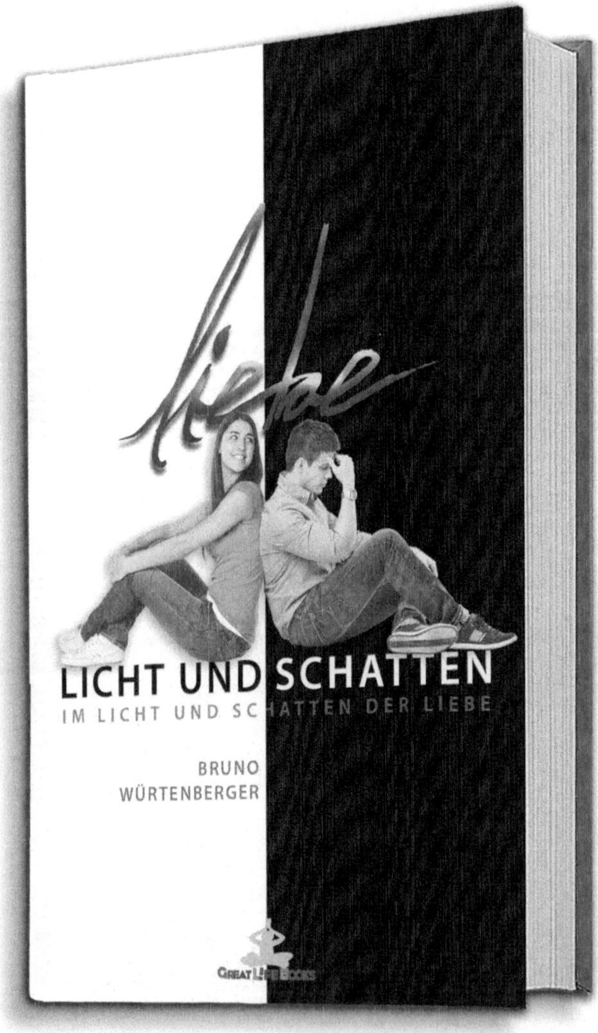

Diese und viele andere wichtige Fragen in Sachen Beziehung betrachtet der Autor aus einer höheren Perspektive und stellt Vieles damit unmissverständlich klar.

Umfang:	260 Seiten
ISBN:	978-3945952559
Ausgaben:	Taschenbuch, HardCover, eBook-Formate

PERSPEKTIVE(N)

JOHANN NEPOMUK MAIER

Über 70 Prozent der Menschen, so eine repräsentative Untersuchung, haben schon einmal eine außergewöhnliche Erfahrung in ihrem Leben gemacht. Eine Erfahrung, die sich mit unserem gesunden Menschenverstand nicht wirklich erklären lasst. Diese Menschen möchten wissen, haben sie sich das Erlebte nur eingebildet, oder gibt es doch mehr zwischen Himmel und Erde, das außerhalb unserer gewohnten Realitätserfahrung liegt.

Johann Nepomuk Maier gibt in seinem Buch Antworten auf diesen tieferen Erkenntnishorizont. Er nimmt den Leser mit auf eine transzendentale Erkenntnisreise, die mit der Interpretation der Quantenphysik beginnt und anhand vieler Fallbeispiele, wissenschaftlichen Arbeiten zu paranormalen Vorfällen, evolutionären Verhaltens-Paradoxien, Nah-Tod-Erlebnissen, Gehirnanomalien und Bewusstseins-Phänomenen phantastisches aufdeckt.

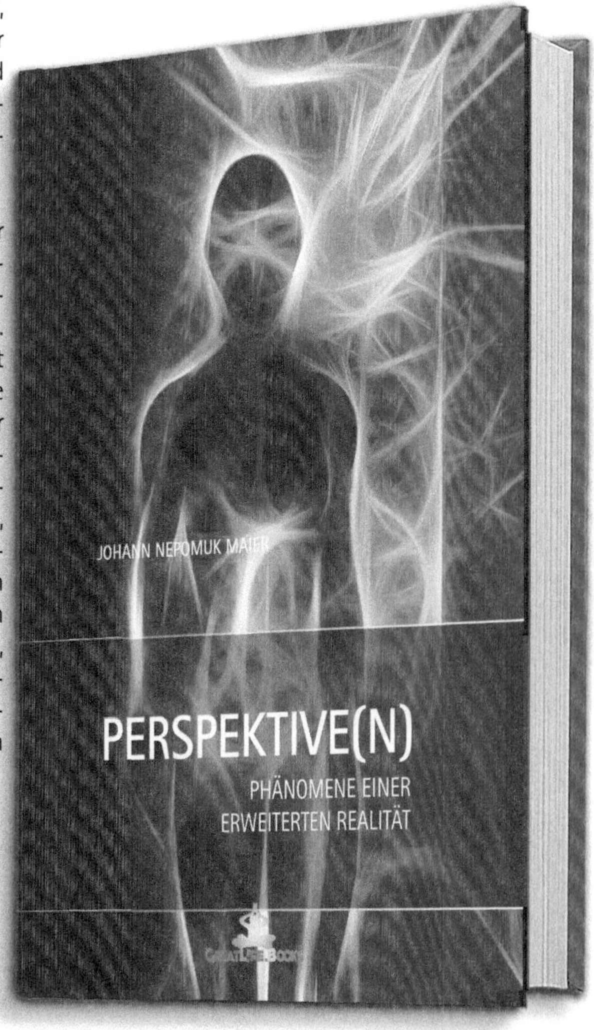

Umfang: 236 Seiten
ISBN: 978-3945952498
Ausgaben: Taschenbuch, HardCover, eBook-Formate

SPRUNG DURCHS SELBST

PATRICIA EILERT

Nachdem im „Tanz des Selbst“ die 4 Inkarnatationsselbste Elli, Catherine, Jack und Jussuf bei der Autorin angeklopft hatten geht es im 2. Band weiter mit der kleinen Gruppe. Die Autorin ist natürlich auch wieder mit dabei, allerdings passieren auch hier weiterhin unglaubliche Verwicklungen und Entwicklungen innerhalb der einzelnen Lebensschicksale, die der Gefährlichkeit und Gradwanderung nicht entbehren. Doch immer wird eine Krise auch als Chance zu einer grundlegenden Veränderung erfasst. Auf fast unerklärliche und oft mystische Weise verflechten sich Schicksale, um sich dann wieder in neue Zusammenhänge aufzulösen.

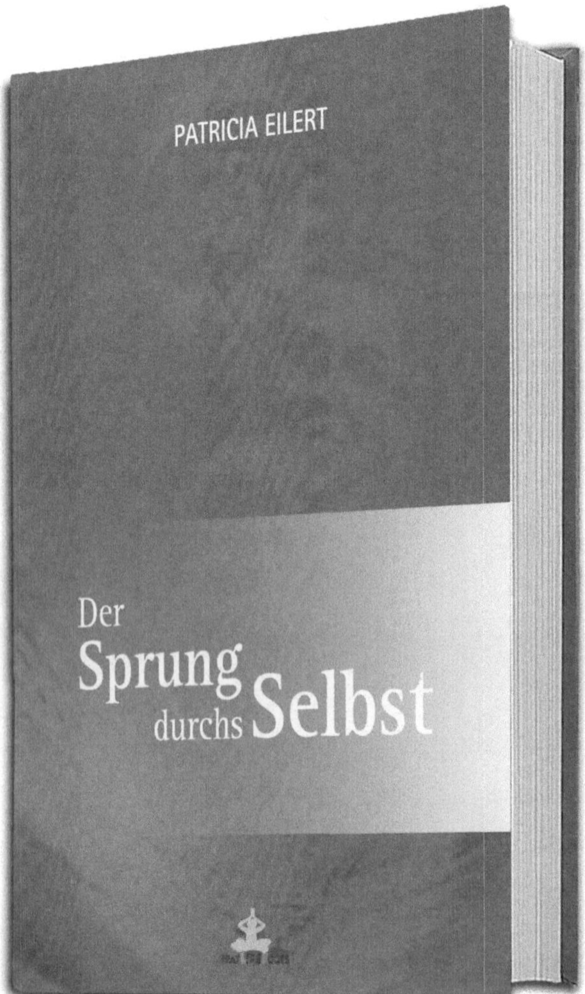

Umfang: 404 Seiten
ISBN: 978-3945952610
Ausgaben: Taschenbuch, HardCover, eBook-Formate

GLÜCKSELIG

CLAUDIUS RIESER

Kriya Yoga, das begeistert Claudius Rieser Kailash und diese Begeisterung und Liebe steckt an. Er zeigt die Vorzüge, die diese spezielle Yoga-Praxis für uns und unser Leben hat, erzählt von seinen Erfahrungen und von der Transformation, die wir erleben können, wenn wir uns auf den Weg des Kriya Yogas machen.

Beim lesen dieses Buches wird man nicht nur den Herzensweg des Kriya-Yoga entdecken können, sonder bekommt auch Einblick in die Weisheiten alter Schriften, lernt Babaji, den Begründer des Kriya-Yogas kennen und bekommt unweigerlich Lust darauf, es selber ausprobieren zu wollen.

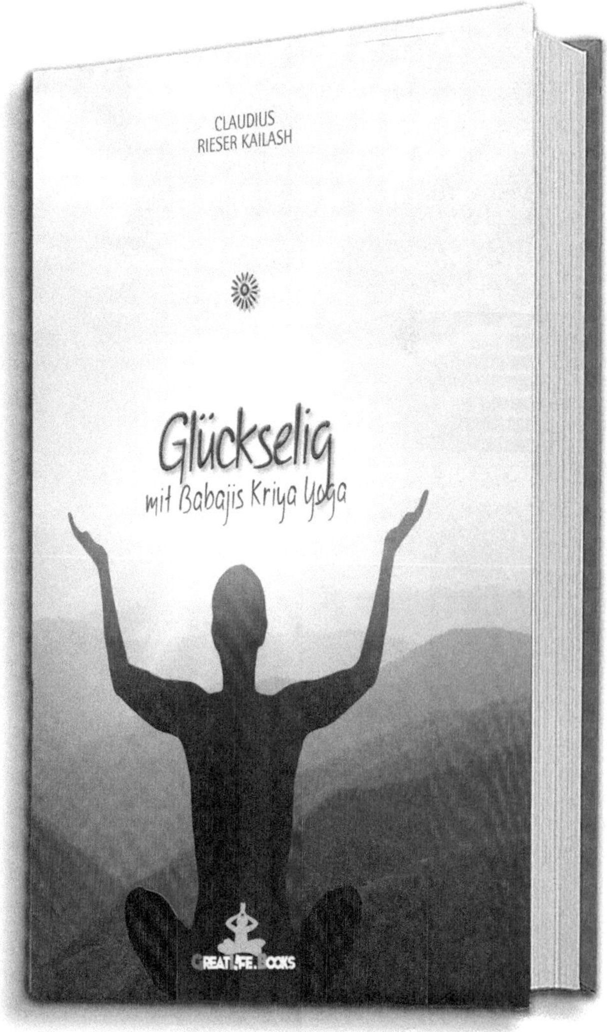

Umfang: 192 Seiten
ISBN: 978-3945952887
Ausgaben: Taschenbuch, HardCover, eBook-Formate